クリニック
広報戦略の
教科書

自院のオフィシャルサイトを活用して Google に開業する

河村伸哉 [著]
メディカル Web プロデューサー
メディキャスト株式会社

はじめに

　2018年6月に医療広告ガイドラインが変更になり，医療機関で運営するWebサイト（以下，オフィシャルサイト）も広告の扱いになりました。これまでも，インターネット広告を利用している場合には，オフィシャルサイトは広告の扱いでしたが，今後は全面的にオフィシャルサイトは「広告である」ということになります。これまで比較的自由に表現できたオフィシャルサイトが広告として制約を受けることによって，どのように変わるのでしょうか？　また，オンライン診療の波やAIテクノロジーの進化によって，インターネットを通じた健康サポートが当たり前になる時代がきた場合，オフィシャルサイトの役割はどのように進化していくのでしょうか？

　日本の国民皆保険制度において，国民が自分で医療機関を選べるというのはとても素晴らしいことです。この制度の下で，自院がどのような医療機関であるかを知らしめるための広報の役割は大きなものです。特に，スマートフォン時代においては，オフィシャルサイトが大変重要な役割を担うことになります。自院が地域でどのような役割を担って，どのような機能と特徴で貢献していくのか。広告ガイドラインが変わっても，AIやオンラインの流れがどんどん進んでいっても，自院の役割を地域の方に伝えることがオフィシャルサイトの重要な役目になっていくことは変わらないでしょう。私は，医療機関を選ぶ方のために，医療機関自身が存分に広報していくことこそが，インターネットがますます発展する時代においての地域貢献の形だと信じています。

　本書は，情報発信で地域医療に貢献したいと考えている医療機関に参考にしていただける本です。情報革命といわれている今の時代に，5年後，10年後を想像するのは難しいことですが，情報社会やインターネットの基本的な流れや原則，ひいては，医療機関に必要な広報のあり方を紐解いていくことで，時代を問わずに対応できる広報活動を実践できると考えています。本書を医療機関の広報のバイブルとし，いつもお手元においてご参考・ご活用くだされば幸いです。

あらゆる広報はオフィシャルサイトに集約せよ

医療機関の広報といって思いつくのは，どんなものがあるでしょうか？

診療所の広報例

自院看板，パンフレット，オフィシャルサイト，書籍，院内掲示，院内報，野だて広告，電柱広告，Web広告，駅などの看板，バスなどの音声案内，求人媒体（雑誌，ハローワーク），ドクターが行っている講演会やセミナーなど

看板や広告だけでなく，ドクターが行っている講演会なども広い意味で広報と言えるかもしれません。「電柱看板などは効果があるのか？」と聞かれることが多いのですが，一昔前は「もしかしたら，コストに見合わないかもしれません」と答えていました。しかし，今は違います。その理由はスマートフォンの登場と普及です。

2007年のスマートフォン登場以来，情報革命によって，世界の情報産業は飛躍的に進化しています。2018年7月の総務省情報通信政策研究所「平成29年情報通信メディアの利用時間と情報行動に関する調査報告書」によると，全世代を通じて，スマートフォンの利用率は80.4%となっており，60代以上でも45.1%と，普及が進んでいるのがわかります（次頁図参照）。インターネットの情報をパソコンで閲覧するのは昔のこととなり，いまやスマートフォンで見るのが当たり前になっています。

スマートフォンはご存知の通り，場所を選ばず外出先でも閲覧できます。このことにより，看板などに代表される外装の広報も，スマートフォンを通じてインターネットと連携するような情報を掲載しています。さらに，看板（クリニック外装や電柱広告，駅の看板など）だけでなく，院内報，チラシ，オフィシャルサイトなどが，スマートフォンで容易に閲覧できるため，最終着地点であるクリニックのWebサイト，いわゆるオフィシャルサイトの重要性も増してきていると言えるでしょう。

そこで，チラシや看板にオフィシャルサイトのURLやQRコードなどを掲載して，オフィシャルサイトにアクセスしやすくするという工夫も必要です。また，最終着地点であるオフィシャルサイトは，内容が充実している必要があります。わざわざオフィシャルサイトを見に来てくれた人の満足度を下げないことも，戦略として重要になります。まさに「あらゆる広報はオフィシャルサイトに集約せよ」なのです。

平成29年（2017年）モバイル機器等の利用率（全年代・年代別）

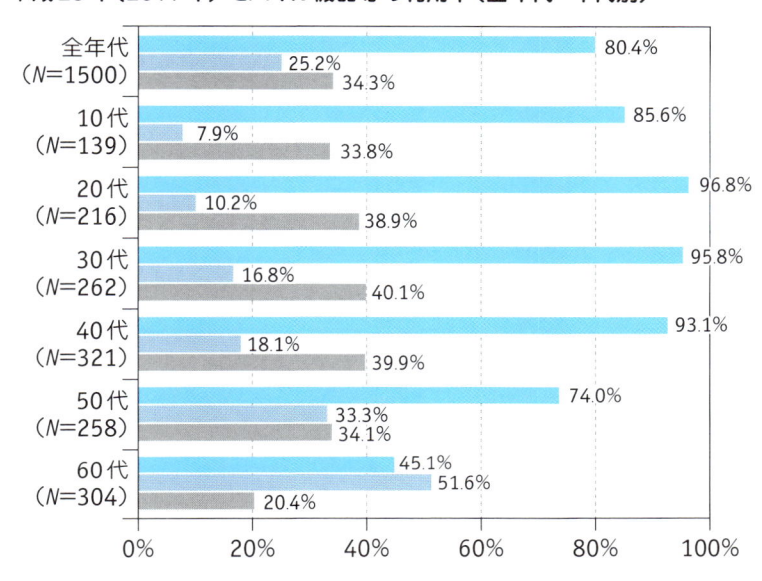

区分	スマートフォン	フィーチャーフォン	タブレット
全年代（N=1500）	80.4%	25.2%	34.3%
10代（N=139）	85.6%	7.9%	33.8%
20代（N=216）	96.8%	10.2%	38.9%
30代（N=262）	95.8%	16.8%	40.1%
40代（N=321）	93.1%	18.1%	39.9%
50代（N=258）	74.0%	33.3%	34.1%
60代（N=304）	45.1%	51.6%	20.4%

経年 モバイル機器等の利用率（全年代）

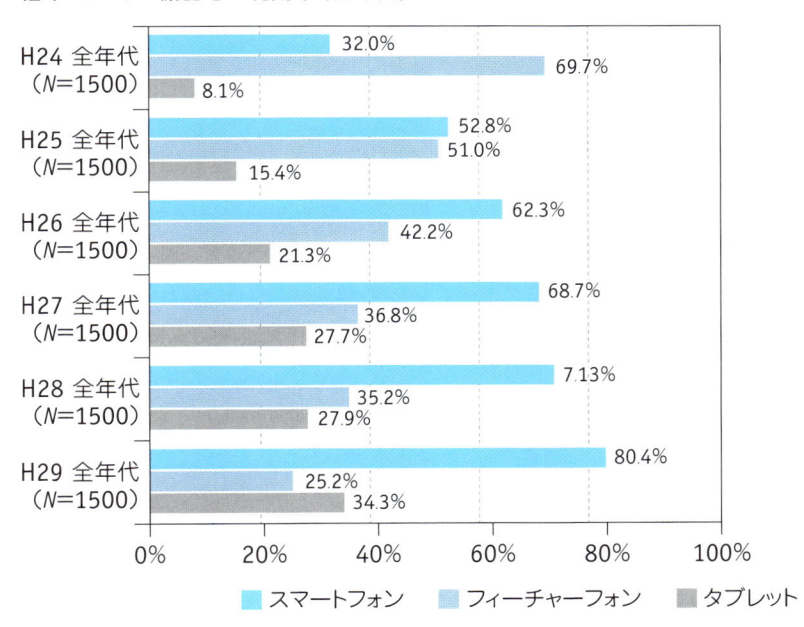

区分	スマートフォン	フィーチャーフォン	タブレット
H24 全年代（N=1500）	32.0%	69.7%	8.1%
H25 全年代（N=1500）	52.8%	51.0%	15.4%
H26 全年代（N=1500）	62.3%	42.2%	21.3%
H27 全年代（N=1500）	68.7%	36.8%	27.7%
H28 全年代（N=1500）	7.13%	35.2%	27.9%
H29 全年代（N=1500）	80.4%	25.2%	34.3%

■ スマートフォン　■ フィーチャーフォン　■ タブレット

※フィーチャーフォン：ここでは携帯電話のうち，スマートフォンを除き，PHSを含むもの。
（総務省：平成29年 情報通信メディアの利用時間と情報行動に関する調査報告書より）

広報媒体を連結させ，オフィシャルサイトを最終着地点として活用する

　前述したように，オフィシャルサイトは他の広報媒体を巻き込む形の広報であり，最終的な着地点になりますので，これを活用しない手はありません。また，看板や紙面はスペースに限りがありますが，オフィシャルサイトはほぼ無限にスペースがあります。加えて，看板や紙面は一度つくってしまうと変更が難しいですが，オフィシャルサイトは比較的容易に内容の更新ができます。

　だからこそ，私たちが意識すべきは「いかにオフィシャルサイトに繋げていくか」です。ありとあらゆる広報手段をオフィシャルサイトに繋げることで，最新で充実した情報を患者さんやそのほかの関係者に伝えることができます。充実した情報は，オフィシャルサイト閲覧者の満足度を高めます。そして満足度が高いほど，来院に繋がりやすくなるのは必然と言えるでしょう。

Googleで検索されて，患者さんに選ばれる

　閲覧者の満足度が高いオフィシャルサイトを作成すると，良いことがもう1つあります。Googleの検索結果の上位に表示されるのです。これは，Googleが閲覧者の満足度を評価して，検索結果の順位付けの指標に取り入れているためです。Googleは世界的なインターネット企業ですが，創業は1998年とまだ若い会社です。のちほど詳しく解説しますが，インターネットを通じて情報を検索する際に多くの人がGoogleを利用しています。ですから，オフィシャルサイトにたどりついてもらうには，まずはGoogleの検索結果に出ることが重要です。それだけでは足りません。Googleに気に入ってもらい，検索結果の上位に表示されるようになったら，次は患者さんに選ばれるという視点も大事です。

　筆者が手がけたクリニックのWebサイトを分析した結果では，医療機関を探す際，Googleの検索結果の1番目〜10番目程度までにランクインしていれば，閲覧数にあまり違いがないことがわかりました。つまり，1番目に表示されたクリニックのWebサイトを見て，そのまま来院するのではなく，10番目くらいまでに表示されているWebサイトをいくつか見て，その中から選んでいるということです。要するに，表示順だけでなく，オフィシャルサイトの内容で患者さんに選ばれる必要があるのです。Googleで検索されて，オフィシャルサイトを見てもらい，選ばれて来院に繋げる，こ

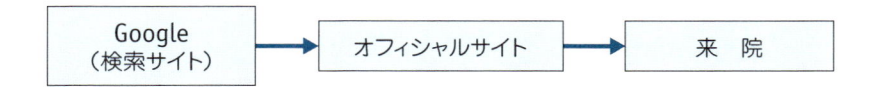

の流れをつくることが医療機関の広報を成功させるためのカギになります。

　また，オフィシャルサイトは様々な広報媒体の最終着地点でもありますので，当然Googleだけでなく，様々な経路を意識することも大事です。では，どうやったら患者さんに選ばれるオフィシャルサイトになるのでしょうか？　それは，しっかり後述しますので安心して下さい。

1章

Google に開業する

医療機関をインターネットで探す際，Google を使うことが一般的になっています。

ここで言う「Google に開業する」とは，「医療機関を探している人に Google 上で出会う」ということです。

このためには，検索結果にオフィシャルサイトがリストアップされる必要があります。

本章では，Google 上の検索結果にオフィシャルサイトを表示させるための法則を紐解いていきます。

なぜGoogleなのか

　Googleで検索されて，オフィシャルサイトを見てもらい，患者さんに選ばれて来院に繋げる流れをつくるのが大切ということは前項でお話ししました。

　さて，本章からはもっと具体的な話をしていきます。

検索サイトのシェア

　インターネットで医療機関を探す際，ほとんどの人が検索サイトを利用して探すことでしょう。

　インターネットの統計を行っているstatcounterの情報によると，日本における検索サイトの利用シェアは，2019年2月現在，Googleが79.64%，Yahoo!が15.93%，bingが3.67%となっています。

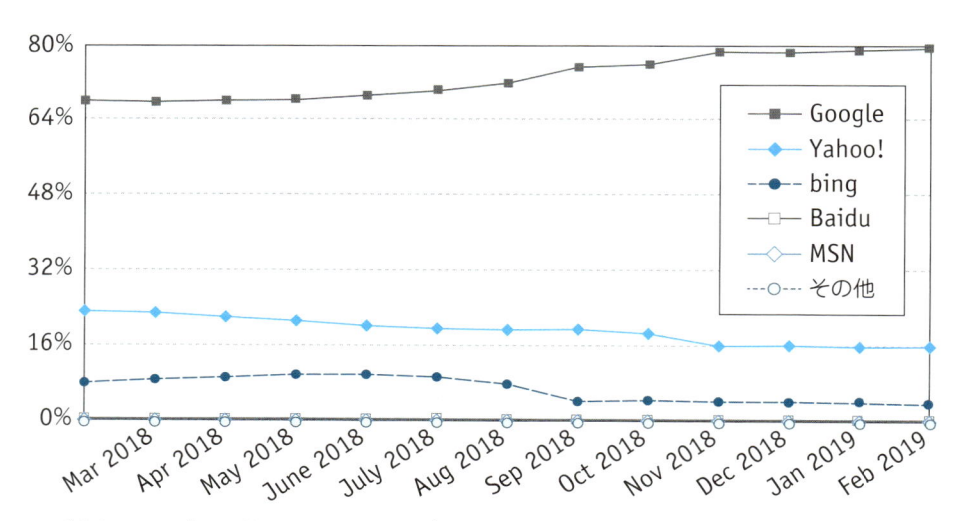

〔statcounter (http://gs.statcounter.com) Desktop Sarch Engine Market Share Japanより作成〕

　Googleが8割も占めていることに驚きますが，さらに言えば，かつてYahoo!はYSTと呼ばれる独自開発の検索システムを運用してきたのですが，2010年よりGoogleの検索システムを採用するように切り替わりました。これはつまり，Yahoo!の検索結果はGoogleに依存しているということです。GoogleとYahoo! から同じキーワードで検索すると，表示される順位がおおよそ同じなのはそのためです。

よって実質的なシェアでは，Googleが95％以上を占めると言っても過言ではないのです。

自院のオフィシャルサイトにたどりつく手段の多くが検索サイトからだとすると，検索結果に自院のオフィシャルサイトが表示されないと意味がありません。まずはGoogleに気に入ってもらって，検索結果に表示してもらう（なるべく上位に）というのが必須になります。これはまさに，Google上でオフィシャルサイトを使って開業するようなものです。「Googleに開業する」というのは，「Googleで検索されたときに上位に表示されるようにせよ」ということです。

Googleについて知っておこう

Googleとうまく付き合うことが大切だとわかったところで，次はGoogleについて知っておきましょう。まずその歴史ですが，Googleは1998年，スタンフォード大学の級友だった，ラリー・ペイジとセルゲイ・ブリンによって創業された企業です。この検索サイトは精度のよさから人気を博し，今や世界の検索サイトのトップシェアを誇る企業に成長しています。主な収益源は，検索結果に連動して表示される広告からの収入です。検索サイトの運営だけでなく，Google MapやYouTubeの運営，スマートフォンのOS（Operating System）であるAndroidの開発・提供など，インターネットに関わるあらゆるサービスを展開しているほか，最近ではロボットやAIの研究・開発なども行っています。

Googleの理念

ところでみなさんはGoogleが掲げている理念はご存知でしょうか？

https://about.google

これはGoogleが自社についての説明を掲載しているページですが，そこには以下のように記載されています。

Googleの使命は，世界中の情報を整理し，世界中の人がアクセスできて使えるようにすることです。

併せて下記ページには，Googleがサービス運営で大切にしているポリシーとして
「Googleが掲げる10の事実」が記載されています。

https://www.google.com/about/philosophy.html

Googleが掲げる10の事実

1.　ユーザーに焦点を絞れば，他のものはみな後からついてくる。
2.　1つのことをとことん極めてうまくやるのが一番。
3.　遅いより速いほうがいい。
4.　ウェブ上の民主主義は機能する。
5.　情報を探したくなるのはパソコンの前にいるときだけではない。
6.　悪事を働かなくてもお金は稼げる。
7.　世の中にはまだまだ情報があふれている。
8.　情報のニーズはすべての国境を越える。
9.　スーツがなくても真剣に仕事はできる。
10.　「すばらしい」では足りない。

　このポリシーは大変強固で，あらゆるGoogleのサービスにこの理念が盛り込まれて
いることは，みなさんが実感しているところでしょう。
　Googleは上記の指針を忠実に守り，サービスの質向上に努めていると言えます。

Googleが好きなページは患者さんも好き

　では，Googleに好まれるオフィシャルサイトをつくるにはどうすればよいでしょう
か？　答えはシンプルです。患者さんをはじめとする多くの人々にとって有益な情報が
たくさんあるオフィシャルサイトをつくることです。
　Googleはインターネットを閲覧する人のあらゆる統計を取って，それを検索順位の
序列を決めるためのプログラムに反映させています。Googleには，検索する人にとっ
て有用なサイトを上位に表示させたいという意図がありますので，Googleが好きな
（検索後の序列が上位になる）Webサイトは，情報を検索する人（＝患者さん）も好きな
Webサイトであるということが言えます。ですから，Googleに選ばれることと患者
さんに選ばれることはほぼ同義なのです。

上位表示のテクニック（SEO対策）

では実際に，Googleで上位表示されるためのテクニックを学んでいきましょう。Googleの検索結果で，みなさんのオフィシャルサイトを上位に表示させるのにまず必要なのは，患者さんにとって有益な情報をたくさん提供するということです。

Googleなどの検索サイトで上位表示させるための対策のことをSEO対策と言います。SEOとは，Search Engine Optimizationの略で，文字通り，検索サイトのためにオフィシャルサイトを「最適化」するというものです。

SEOは，これをすれば上位に表示されるという単純なものでなく，Googleが定めている「検索順を決める様々な指標（アルゴリズム）」を最適化することで少しずつ対策ができるというものになります。Googleはアルゴリズムがどのようになっているのかを公開していませんし，日々アルゴリズムは変わっていきますので，その時々でトレンドを追っていく必要があります。一見，難しそうですが，大原則は「患者さんが好きなページはGoogleも好き」ということ。この原則は将来的にも変化はないと予想しています。

SEO対策を専門に行っている業者があり，以前は，サイト内外のテクニカルなところに工夫を凝らして上位表示を狙うのが主流でしたが，Googleがテクニックに走りすぎているサイトを嫌う傾向も出てきているので，今は，内容を充実していくという対策が主流になっています。ですから，患者さんに選ばれるオフィシャルサイトにとって何が大切な要素なのかをある程度摑んでいれば，みなさんでも十分に対策が可能です。テクニックに走り過ぎたWebサイトは，Googleの表示順位が上がるどころか，下がってしまうこともあります。場合によっては，まったくGoogleの検索にかからなくなることもあるので注意が必要です。

内部対策と外部対策

SEO対策は大きく，内部対策と外部対策の2つに分けられます。内部対策とは，オフィシャルサイトの中身を最適化する対策。外部対策とは，自院のオフィシャルサイト以外のWebサイトから，自院のオフィシャルサイトへリンクを張ってもらう対策です。かつては，外部対策をやっていれば，比較的上位に表示された時代もありましたが，今は，Webサイトの内容重視になってきていますので，内部対策が重要です。

まず，内部対策について説明する前に，Webサイトの構成を学びましょう。

すべてのWebサイトは「html（エイチ・ティー・エム・エル）」という言語でできています。htmlは「タグ」と呼ばれる，＜＞で区切られた文章や単語で構成されており，書かれている内容に定義付けをする機能があります。これがWebブラウザ（インターネットエクスプローラーやSafariなどのインターネットに接続するためのソフト）に読み込まれるとWebページとして表示されます。

この定義付けは作成者が好き勝手につくるのではなく，ある程度共通していないと，きれいに表示されなかったり，読めないなどの問題が生じます。そのため，タグにはルールがあり，W3C（https://www.w3.org/）という機関で標準化されています。Googleもこの指標を参考にしてタグを評価しています。

タグには，＜title＞（タイトルタグ）や＜h1＞や＜h2＞に代表される見出しを表すタグなど，多くの種類が存在します。Googleは，どの文字が，どのタグで定義づけされ，分類されているかを重視していますので，どのタグに，どのようなキーワードや文字を当てはめていくのかが重要になっています。

主なタグ

＜title＞	Webサイトの名称などを定義するタグ
＜meta＞	Webサイトの内容を補佐するタグ
＜h1＞，＜h2＞，＜h3＞・・・＜h6＞	見出しを定義するタグ
＜a＞	リンク先を定義するタグ
＜p＞	段落を定義するタグ
＜div＞	区切りを定義するタグ

特に＜title＞と＜meta＞は重要です。

次頁の図は，Googleの検索結果表示画面の例です。「天王洲駅前耳鼻科｜東京都品川区の耳鼻咽喉科」の場所には，＜title＞で定義づけされた情報が入ります。また，その下の「東京都品川区で耳鼻科をお探しなら…」で始まる説明文の場所には，多くの場合，＜meta＞で定義された内容（正確には，＜meta name＝"description" content＝"説明文"/＞で定義。以下「ディスクリプションタグ」）が入ります。

つまり，Googleで検索した際に表示される文言は，ある程度自分たちでコントロールできるということです。ここは，Webサイトを見てもらえるかどうかを左右する部分ですので，十分に記載内容を吟味して決定する必要があります。

最近は，タグを直接記載してWebサイトをつくるより，CMS（シー・エム・エス＝Contents Management System）と呼ばれるシステムを利用して，たとえば，blogやSNSを書くような形式でWebサイトを更新できるシステムが主流になってきています。こうしたシステムではほとんどの場合，＜title＞や＜meta＞情報を個別に編集できるようになっていますので，まずはこの2つのタグを見直すことをお勧めします。

＜title＞と＜meta＞の文字制限

Google検索で上位に表示されるためにまず大事なのは，それぞれのタグで表示する文字数です。＜title＞や＜meta＞は，表示の文字数が決まっています。標準的には，＜title＞は35文字以内。＜meta＞は120文字以内です。パソコンかモバイルか，また，検索結果の表示内容によって変化がありますが，この文字数を意識することが重要です。

＜title＞の実例

検索結果の表示位置を見てもわかる通り，＜title＞は一番目立ちます。だからこそぱっと見て，何のWebサイトであるかを示さなくてはいけません。長すぎるとすべての文章が表示されない場合もあります。スマートフォンならば，長いタイトルでも2行に分かれて表示されることもありますが，上述のように，パソコンの場合は35文字が限界ですので，パソコンに合わせて作成をします。

どのような文言を入れるかも重要です。これから医療機関を探そうとする人がどのようなキーワードで検索するかを想定して，そのキーワードを盛り込んでおくのです。たとえば「天王洲駅　耳鼻科」という2つのキーワードをGoogleで検索した場合にリストアップされやすくするために，当該のキーワードを＜title＞に配置するという対策です。

- ・盛り込むべきキーワード

　　地域名 (都道府県，市区町村など)，駅名，診療科目，疾患名，治療法

　字数に制限がありますから，地域名については診療圏などを意識して，必要のないものはできるだけ省きましょう。一般内科であれば，都道府県までは必要ないかもしれませんし，人口が多い地区であれば，駅名だけで十分な可能性もあります。診療科目についても同様で，すべて網羅すると診療科目だけで文字がいっぱい！ なんてこともあります。必要なキーワードが何なのかを十分に吟味して＜title＞を作成しましょう。

　実際のタグづけの例として示すと，次のようになります。

例1：推奨する＜title＞の例

「天王洲耳鼻咽喉科─東京都品川区　天王洲駅徒歩1分の耳鼻科」

例2：あまり推奨しない＜title＞の例

「東京都品川区　天王洲駅　耳鼻科　花粉症治療　天王洲耳鼻咽喉科」

　例1と例2の違いはどこでしょうか？

　例1は，まずは自分が何者なのかを最初に明示してから，検索に必要な要素を並べています。一方，例2は，検索してもらいたいキーワードを先に並べています。

　SEO対策をする業者の中には，例2を推奨するところもあります。確かにGoogleの検索プログラムでは，＜title＞タグ内のキーワードは最初に表示しているほど重要と見なすようだと言われていますし，"─"や"｜"などの区切り線は，Googleではマイナス評価になるという人もいます。これも上位表示のテクニックとしては正しいと思います。しかし，医療機関の検索において，数文字のSEO対策が必要なくらい順位の表示にしのぎを削るような場面はほとんどありません。むしろ，検索する人にとって，見やすくわかりやすいものかどうかのほうが優先度が高いです。

　ですから，実際には下記のような形で記載するのが望ましいでしょう。

＜title＞タグのひな型（35文字以内）

（●●自分のクリニック名●●）｜（●●地域名や駅名●●）の（●●診療科目●●）（●●診療内容を少し記載●●）

例：かわむらクリニック｜天王洲駅徒歩1分の耳鼻科　花粉症治療はおまかせ

＜meta＞（ディスクリプションタグ）の実例

ディスクリプションタグについては，下記のようなひな型が使えます。

> **ディスクリプションタグのひな型（120文字以内）**
>
> （●●地域名や駅名●●）付近で（●●診療科目●●）をお探しなら，（●●クリニック名●●）にご相談下さい。（●●駅名など●●）から徒歩●●分の当院では，一般的な内科疾患から，企業健診のご相談，予防接種，内視鏡検査など（●●診療内容●●）を行っています。親身になって，丁寧な診療を心がけています（●●ポリシーなど●●）。

文字数からいえば，もっと多く記載が可能ですが，こちらも，ぱっと見てわかる内容であることが望ましいです。もし短くまとめられるのならそのほうがよいでしょう。ただし，＜title＞タグよりも多くの文字が入れられるので，診療科目や行っている治療，治療可能な病名や施術内容をできるだけ漏れなく記載するのが望ましいです。

過度のSEOは危険，やりすぎは厳禁！！

Googleは，前述した「世界中の情報を整理し，世界中の人がアクセスできて使えるようにすること」という理念の通り，崇高な指針を掲げて運営をしています。ですから，繰り返しますが，アルゴリズムの仕組みを逆手にとって，わざと情報を上位表示させるようなWebサイトを嫌う傾向にあります。たとえば，「世田谷区 糖尿病治療」という検索キーワードで上位表示させたいと考え，むやみに「世田谷区 糖尿病治療」というキーワードを盛り込んだWebサイトをGoogleが発見した場合，Googleは「自分たちを欺こうとしている」と判断して，検索結果の順位が上がるどころか，逆に下がることがあります。

1990年台に，白い背景に白い文字で見えないようにキーワードを羅列するといったSEO対策がまかり通った時代も少しだけありましたが，Googleの理念に反するため嫌われ，今は通用しません。このようなSEO対策をしていた場合，Googleサーチコンソール（p.46参照）に登録していると，Googleからサーチコンソール経由で警告されることがあります。多くの場合は，その警告に従い，オフィシャルサイトを改善することで順位は復活するのですが，無視をして「きわめて悪質なケース」と判断されると，Googleの検索結果に一切出てこないという結果になります。

SEOを専門に扱っている業者が，過度な外部対策をしていたために，その業者が対策をしたほとんどのWebサイトが一斉に順位を下げたという事例もあるので，やりすぎは厳禁です。

SEOはテクニックではない

　では，やってよいSEOの範囲はどのくらいでしょうか？

　明確な基準はありませんが，Googleの考え方から推察すると，基本的には「検索者の評価が高い＝Googleが評価する」ということになりますので，テクニックに走らないで，いかに患者さんによい情報を伝えているかを主眼にするという王道をぶれずに追求していくことが必要です。

　当然本書でご紹介している記載方法などのSEOテクニックは，基本的に患者さんにいかに正しく伝えるかを表現した正当なテクニックですので，どんどん活用して下さい。

医療機関のオフィシャルサイトは上位表示されやすい

　さて，まずみなさんは医療機関が作成しているオフィシャルサイトがGoogle検索の上位表示に有利だということはご存知でしょうか？

　2017年12月6日のGoogleウェブマスター向け公式ブログ（https://webmaster-ja.googleblog.com/2017/12/for-more-reliable-health-search.html）で，下記のような記載がありました。

> 医療従事者や専門家，医療機関等から提供されるような，より信頼性が高く有益な情報が上位に表示されやすくなります。本アップデートは医療・健康に関連する検索のおよそ60％に影響します。

　「医療・健康に関連する検索のおよそ60％に影響」とありますので，相当な影響であることはおわかりいただけると思います。Googleが検索順位に関して，公式にこのようなことを表明するのは，珍しいことではないのですが，影響力としては，年に数回あるかどうかの大きな改変でした。

　では，なぜ医療機関のWebサイトがGoogleで上位に表示されやすくなったのでしょうか？　それは次のような理由によるものです。

健康情報サイトの誤情報問題が背景に

　2016年前後に，一部の医療や健康情報サイトの内容に，信頼できない情報が表示されているということで，社会的に問題になったことがあり，結果として当該情報サイトは閉鎖となってしまいました。Googleは正しい情報を必要な人に届けたいという理念を持っているので，正しい情報が検索結果にも反映されるようにしたいと考えました。それは，「医療従事者や医療機関は，ライセンスされた人や機関であり，そういった人々が記載した情報は信憑性が高いだろう」ということでした。この改変によって，特に医療機関のコンテンツは検索順位が上がりました。逆に，一般人や患者さんが疾患について書いていたようなサイトの検索順位が下がる現象も確認されました。検索ユーザーにとって，ライセンス的なものだけが正しさの指標ではないという点で賛否が分かれる改変ではありましたが，医療機関にとっては有利になりました。

　上記のことから，医療機関がオフィシャルサイトの内容を重視したページづくりをすることで，一般のWebサイトよりも検索の上位表示が狙いやすくなっていると言えます。試しに，みなさんに関係ある病名などで検索をしてみて下さい。医療機関のサイトが上位にいくつか出てきたのではないでしょうか。場合によってはWikipediaよりも医療機関のサイトが上位表示されるということもあります。

　しかし，上位表示に有利だからといって，その状況にあぐらをかいていてはいけません。Googleは「有益な情報が上位に表示される」と明言していますので，患者さんなどにとって，見てよかったと思えるような充実した内容であることが求められます。

　具体的な目安としては，検索してもらいたい疾患についてページをつくり（たとえば「アレルギー性鼻炎の治療」など），少なくとも2,000〜3,000文字程度の文字量の原稿を書く必要があります。コンテンツそれぞれの文字量については後述しますが，その情報を知りたい人が，コンテンツのどの部分に興味があるかについては十人十色ですので，多くの人のニーズを満たす，網羅的な情報であることが必要です。そのために必要と考えられる文字数の目安が2,000〜3,000文字なのです。

　ここで多くの人が，そんなボリュームの文章を書くのは大変！！　と感じていると思います。でもご安心下さい。Webサイトは印刷物と違い，少しずつコンテンツを追加していくことに長けている広報媒体です。この利点を逃す手はありません。一気に3,000文字のコンテンツを仕上げるのではなく，日々，コツコツと文章を追加していき，最終的に3,000文字以上の充実した内容にしていけばよいのです。

開院前のオフィシャルサイト公開はできるだけ早く

ここからはオフィシャルサイト作りのポイントを説明していきます。まず，オフィシャルサイトを作成するにあたって，着手から公開まで時間がかかるケースが多く見受けられます。ページが多ければ多いほど，その内容作成や確認，修正に膨大な時間がかかるものです。完璧主義の人なら，なおさらその確認に時間がかかるかもしれません。

しかしWebサイトは更新することでGoogleからの評価が高くなり，有利になります。最初から一気に膨大なコンテンツを立ち上げるのではなく，小さく産んで，大きく育てるということを意識してください。

作成に半年かかるという目算なら，とりあえず1カ月くらいで基本的なページを立ち上げて，その後5カ月かけて更新を繰り返し，コンテンツを増やしていくほうがベターな選択だということです。

まずはクリニック名と基本情報だけで構わない

「開院前どのくらいの時期にオフィシャルサイトを公開すればよいですか？」と質問されることがありますが，筆者は，早ければ早いほどよいと答えています。まずは，クリニック名と住所などの基本情報だけのページから始めてみましょう。まだ医療機関の登録が済んでいない場合は「予定」や「仮」ということもしっかりと明示して下さい。

その後，院長の挨拶のほか，クリニックができていく過程をメイキング風blogとして展開したり，院内の写真を追加したり，疾患のページをつくったりと，どんどんページを追加していく方式です。

オフィシャルサイトの公開直後は，検索サイトの順位はどうしても下位からのスタートです。ですから更新やページの追加を繰り返して，検索サイトへ優秀なサイトであることをアピールし，リストでの順位を上げていきましょう。

タイミングとしては，まず開院の3〜4カ月くらい前に，内容の間違いがないようにして7割程度の完成度でオフィシャルサイトを公開し，まめな更新をしていき，開院時には上位に表示されているように，できるだけ早くオフィシャルサイトを公開するのが理想です。

見出し＆説明のブロックが見やすさのヒント

オフィシャルサイトの中身を充実させることの優位性については前述しましたが，選ばれるオフィシャルサイトになるためには，文章をただ並べるだけでは足りません。読み手にとって見やすく表示する必要があります。

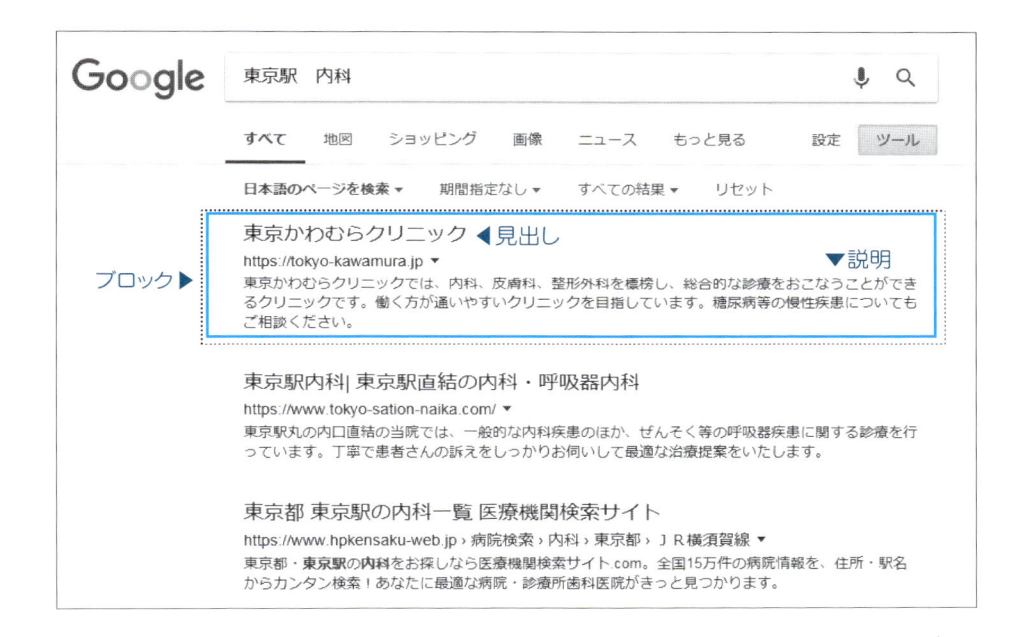

上図はGoogleで「東京駅　内科」というキーワードで検索した際のサンプルイメージです。クリニック名などの見出し（＜title＞タグ）があり，その後，グレーの文字で数行の説明（ディスクリプションタグ）があり，それが一対のブロックとなって，下に続いています。実は，この Google の検索結果の構造が見やすいサイトをつくるヒントになります。

見出し＆説明のブロックを積み重ねる

訪問者の見やすさを追求するなら，ただ文字を羅列してコンテンツをつくるのではなく，p.21の図のようにGoogleを真似してブロック型の積み重ねを意識してコンテンツを構成しましょう。

訪問者が最初に目にするのは，各ブロックの見出しです。見出しを見て，自分の探し

ている内容かどうかを見極めます。自分の探している情報の見出しが見つかったら，その周辺にある説明やキーワードをチェックし，クリックしてWebサイトに入ります。

　Googleの検索結果は非常にシンプルなつくりになっていますが，実は検索する人の動線を徹底的に研究していて，理にかなった構造をしています。ですから，インターネットのコンテンツは基本的にGoogleのよいところを模倣するのが一番です。もちろん医療機関ならではの工夫も必要ですが，見出しと説明のブロックを積み重ねてコンテンツをつくっていくという基本は変わりません。

見出しにメリハリをつける

　ただし，医療機関のオフィシャルサイトを作成する場合，Googleのように見出し＆説明の一辺倒では読みにくい可能性があります。そのために，見出しにメリハリをつけたり，画像や表を挿入してより視覚的に豪華にしていく必要があります。

　次頁の図は，ページ構成の理想的な形です。見出しと説明のブロックが積み重なっているだけでなく，見出しの種類を大中小と分けることによって，より内容が見やすくなります。また，文字だけでなく随所に画像や表を挿入して，文章を見なくても，このページでどのようなことを伝えたいのかを示すことができれば，よりよいコンテンツになります。

　ページの上部にある画像は「キービジュアル」や「アイキャッチ」という呼び方をしますが，このページのテーマに関係した画像を併用して「このページ（ブロック）は何を言おうとしているのか」を一瞬で伝えることで，サイト訪問者の理解度や満足度も上がり，同時にGoogleからの評価も高くなります。

ページタイトル

大見出し

画像
（キービジュアル，アイキャッチ）

中見出し

画像や表

小見出し

大見出し

中見出し

画像や表

大見出し

見出しには重要なキーワードを盛り込む

　閲覧者はまず見出しに目が留まります。その目を釘付けにするには，見出しに重要なキーワードを盛り込んでいく必要があります。閲覧者が探しているであろうキーワードや読みたくなるような内容をしっかり盛り込みます。

　下に記した2つの見出しの例を見て下さい。

例1
舌下免疫療法の薬について

例2
舌下免疫療法で使われる薬「シダキュア」「シダトレン」の違い

　例1は，この後に続く，舌下免疫療法で使われる薬についての説明の見出しとして標準的なものと言えます。これでも問題ないのですが，「検索者は舌下免疫療法の具体的な薬剤名についても知りたいのではないか」と仮定すると，例2で示したように薬剤名を出す形のほうがより目に留まりやすいでしょう。

　また，Googleで「シダキュア　シダトレン　違い」と検索された場合を想定すると，キーワードとの一致率が高くなり，Googleでの評価も高くなりますので，上位表示も期待できます。このように，閲覧者がどのようなニーズでオフィシャルサイトへたどりついているかを想定してキーワードをあぶり出し，それをなるべく多く盛り込んで見出しをつくる必要があります。

ページが長い場合は目次を付ける

　文字数が多くなるとページが長くなります。すると当然のことながら，ページ下部の文章にたどりつく人も少なくなり，コンテンツとして用意している内容が閲覧者に伝わらずに終わってしまうことも想定されます。それを防ぐために，次頁の図のようにページ内の見出しを抜き出して，ページ上部に目次をつけることをお勧めします。読みたいキーワードが書かれている目次を閲覧者がクリックすると該当のブロックにジャンプする仕組みです。

　目次を付けることは，閲覧者が探している情報にたどりつきやすくするだけでなく，重要なキーワードがページ内で繰り返し使われるため，Googleは「見出しや目次で繰

り返し使われているキーワードは，このページが主張したい重要なことだ」と認識してくれるので，そのキーワードの検索結果で上位表示されるための有効打になります。

　ただし，むやみにキーワードを乱発してはいけません。Googleは，文章の構造などをある程度理解して判断しています。キーワードを乱発していることも看破されますので，意味なくキーワードを挿入しないようにして下さい。そもそも，キーワードが乱発された文章は読みにくいですから，仮にGoogleの目を逃れることができても，患者さんに受け入れられるレベルの文章になっていない可能性が高いです。テクニックも重要ですが，**患者さんが知りたい情報がわかりやすい位置に表示されて目に留まることが最良である**，という大原則は常に意識して下さい。

ページ数は多く，文章は長く

　自院のオフィシャルサイトをシンプルなものにしたいと希望する人は多いのですが，実はGoogleの評価は逆です。ページが多く，総文章量が多いほうが評価が高い傾向にあります。

　前項で，理想的な文章量は1ページ当たり2,000〜3,000文字とお伝えしましたが，ページ数は多いほうが有利です。ページ数の多さは，Webサイトの規模の大きさを表し，規模の大きいサイトは，Googleでの評価が高くなる傾向があります。

　また，以前は，検索結果に表示されるのはオフィシャルサイトのトップページが多かったのですが，最近はGoogleの検索プログラムの性能が向上し，トップページ以外のページも検索結果に出ることが多くなっています。ということは，サイト内のページ数が多ければ多いほど検索される候補ページの数が増え，検索者の目に留まるチャンスが多くなります。とはいえ，"下手な鉄砲数打ちゃ当たる"では期待するような効果はあがりません。意味のあるページを増やしていくことが重要です。

ピラミッドを意識してページを構成する

　ページの構成については，次頁の図のようにピラミッド構造を意識してつくり込むのが理想です。

　まず，第1階層にあるトップページは目次の役割を果たすことが重要です。ここでは，オフィシャルサイト全体の概要がわかるようにキーワードをたくさん盛り込んだ目次一覧を示し，見たいページをクリックすれば，トップページから該当のページにジャンプできるようにするとよいでしょう。

　ページの構成としては，そこから第2階層，第3階層へ進んで内容を細分化していきます。通常，クリニックのオフィシャルサイトは，第2階層までで終わるケースが多いと思いますが，専門の分野を掘り下げていくようなつくり方をすれば，第3階層以降も作成することができるはずです。図のようにピラミッド型に構築することで，検索サイトからトップページ，さらに下層のページへのスムーズな流れができ，閲覧者の選択範囲が広がります。

　ページ数を増やすということは，このピラミッドのすそ野を広げることを意味し，それに比例して選択範囲もどんどん広がるということになります。

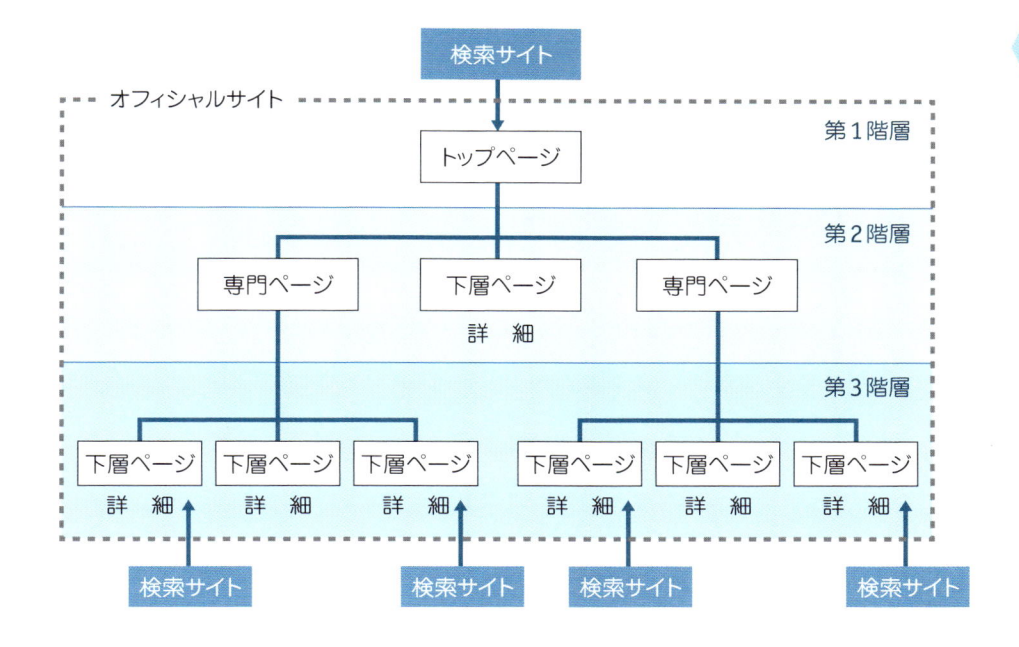

疾患や検査ごとにページをつくる

「ページ数を多くするのはわかったけど，具体的にはどんなページをつくっていけば いいの？」と思った人も多いと思います。以下に基本的なページ構成を示します。

まず作成が必須となるのは，クリニックの基本情報を知らせるページです。

- ・自院の特徴
- ・院長のあいさつ
- ・医師紹介
- ・地図，アクセス，交通案内
- ・施設，設備，医療機器紹介
- ・求人案内

次に，専門とする疾患ごとのページをつくります。

循環器内科を標榜しているクリニックの例を挙げると，

- ・不整脈
- ・狭心症
- ・高血圧
- ・睡眠時無呼吸症候群

といったところでしょうか。標榜する診療科目に応じて，受診する患者さんの多い疾患から，1ページずつ作成していきます。

また，体の部位と症状から検索する患者さんのために，身体の部位別のコンテンツも考えられます。整形外科を例に挙げると，以下のようになります。

- ・首・肩の症状 (痛み・こり・しびれ)
- ・肘・手・腕の症状 (痛み・しびれ・違和感)
- ・腰・背中の症状 (痛み・しびれ・違和感)
- ・膝・足の症状 (痛み・しびれ・違和感)

このように疾患名や体の部位，症状ごとに，ページを増やしていくことで，20ページ程度は作成できるはずです。

「4～5ページしかつくれない」と悩んでいるクリニックのオフィシャルサイトを見ると，疾患の説明を1ページに集約してしまい，全体のボリュームが出せなくなっている場合が多いです。得意とする疾患のまとめページをつくるのは必ずしも悪いわけではありませんが，Webサイトを作成する場合は，そこからさらに分岐をつくり，専門的なコンテンツへ誘導することで，キーワードやページ数が増えて，より検索されやすくすることができます。

診療科別の詳しいページ構成や疾患別のページ内容については第6章 (p.133) で後述しますので，制作の参考にして下さい。

検査や予防接種のページをつくる

前項の疾患別のコンテンツに加えて，次頁の図のように検査，検診，予防接種などのページを作成するのもページ数を増やすためのよい方策です。

検査，検診，予防接種などの内容については，それぞれ個別の専用ページで展開し，一目見たらわかるように作成したほうが，閲覧者に理解しやすく，訴求力が高まります。

これらの項目は保険適用外であることが多いので，費用もあわせて記載して下さい。

サンプル循環器内科クリニックのウェブサイト画面

また，人間ドックのように大がかりなものや，高額な費用を要するものについては，スケジュールや予約の要・不要，注意事項，よくある質問（FAQ）などの詳細情報があると利用者に安心感を与えます。選ばれるクリニックのオフィシャルサイトになるためには，当然必要な情報と言えます。

検索している人の「問い」に網羅的に応える

閲覧者が医療機関のオフィシャルサイトに求めている多様なニーズを満たすためには，1ページ当たり2,000～3,000文字の網羅的な情報が必要であることは前述しました。

では，具体的にはどのように網羅するのか，内視鏡検査のページを例に挙げて説明します。

まずは，内視鏡検査のページにたどりつく人が，何を目的にしているか考えてみましょう。

1. 内視鏡検査の概要（どのような検査なのか）
2. 内視鏡検査の種類
3. 検査料金
4. 検査の所要時間やスケジュール
5. 検査によって何がわかるのか（結果の見方）
6. 苦痛の程度

細かいところまで挙げればきりがありませんが，上記のような代表的な6つの内容を1ページで説明しようとすると，1項目300文字だとしても，1,800文字必要になります。これを胃の内視鏡と大腸内視鏡に分け，さらに経鼻内視鏡と経口内視鏡に分けるとなると，あっという間に3,000文字くらいは書けそうです。

少々細かい作業になりますが，閲覧者の満足度を考えると，「探していた情報がない」と閲覧者の満足度は上がらず，さらに来院に繋がりにくくなります。誰でも，自分の探していた情報が「書いてあれば行きやすい，書いていなければ行きにくい」のです。だからこそ，あらゆるニーズに応えられる情報を網羅する必要があるのです。

トップページの役割

各ページは網羅的な内容でよいのですが，トップページは少しだけ様相が違います。前述のように，トップページはオフィシャルサイトすべての目次の役割を果たすように作成します。そのため，すべてのページにジャンプできるような要素が詰まっている必要があります。だからと言って，それぞれのページのタイトルが書いてあって，そのページへのリンクだけ記載すればよいということではありません。ある程度の概要も入っており，トップページを見れば，オフィシャルサイト全体に記載されている内容について，ある程度わかるというのが理想です。

トップページは，様々なニーズをもった人がたどりつく場所なので，その人たちが迷わないように，道標の役割をしっかりと果たせるようにして下さい。

スマートフォンの場合は，次頁の図のように，電話や地図などの基本情報はページ上部に表示し，診療時間，予約ページへの誘導などの基本メニューは，画面がスクロールし

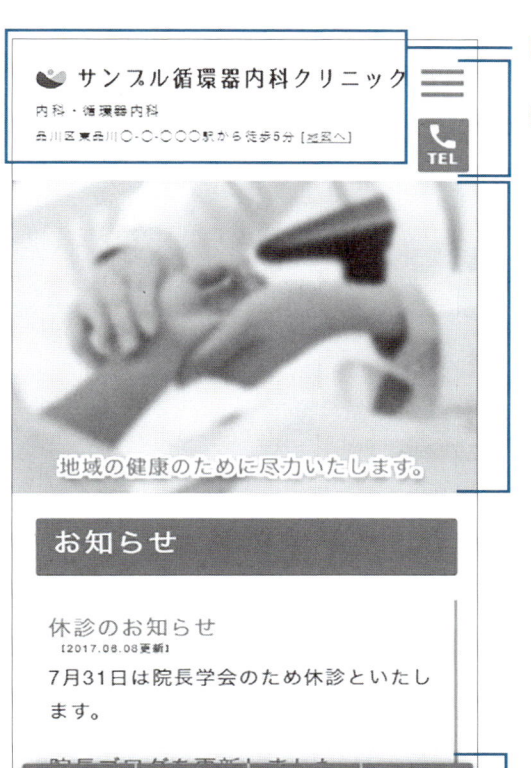

▶ 基本情報はページ上部に表示

▶ 基本メニューや電話ボタンは
常に固定で表示

▶ 適度な画像配置

▶ リンクをボタン風にデザインする

ても上部や下部に常に固定で表示されるように設計をするのがよいでしょう。クリニックの基本的な情報にたどりつきやすくすることを意識するわけです。その上で，クリニックの特徴やドクターの紹介，提携の医療機関など，ひとまずトップページを見ればどのような医療機関なのかの概要がわかるという体裁にする必要があります。

　盛り込む要素が多いトップページは，様々なページの内容がコンパクトに要約されている必要があります。たとえばGoogleの検索結果のように，見出しと説明が数行，あとは詳細なページへの誘導がセットになったブロックを積み重ねて作成していくとよいでしょう。特に，スマートフォンで閲覧する人にもわかりやすいように，短い時間（数秒）でスルスルとページを下方向にスライドさせても，全体像や，どこに何が書いてあるかを推測できるように構築することが重要です。そのため，見出しと説明だけでなく，適度に画像を配置したり，詳細が見られるリンクの部分をボタン風のデザインにしたりして，次への誘導を見つけやすくするなどの工夫をします。

Google Map に表示されるようにする

　PCやスマートフォンで医療機関を検索すると下図のように地図が表示され，それぞれの施設がマッピングされている検索結果が表示されます。前述のSEO対策と同様に，Google Mapの表示についても，別の手法が存在します。文字に対してSEO対策をするように，地図上で上位表示されるように最適化することをMEO（Map Engine Optimization）と呼び，SEOとは少し違ったアプローチで対策をする必要があります。

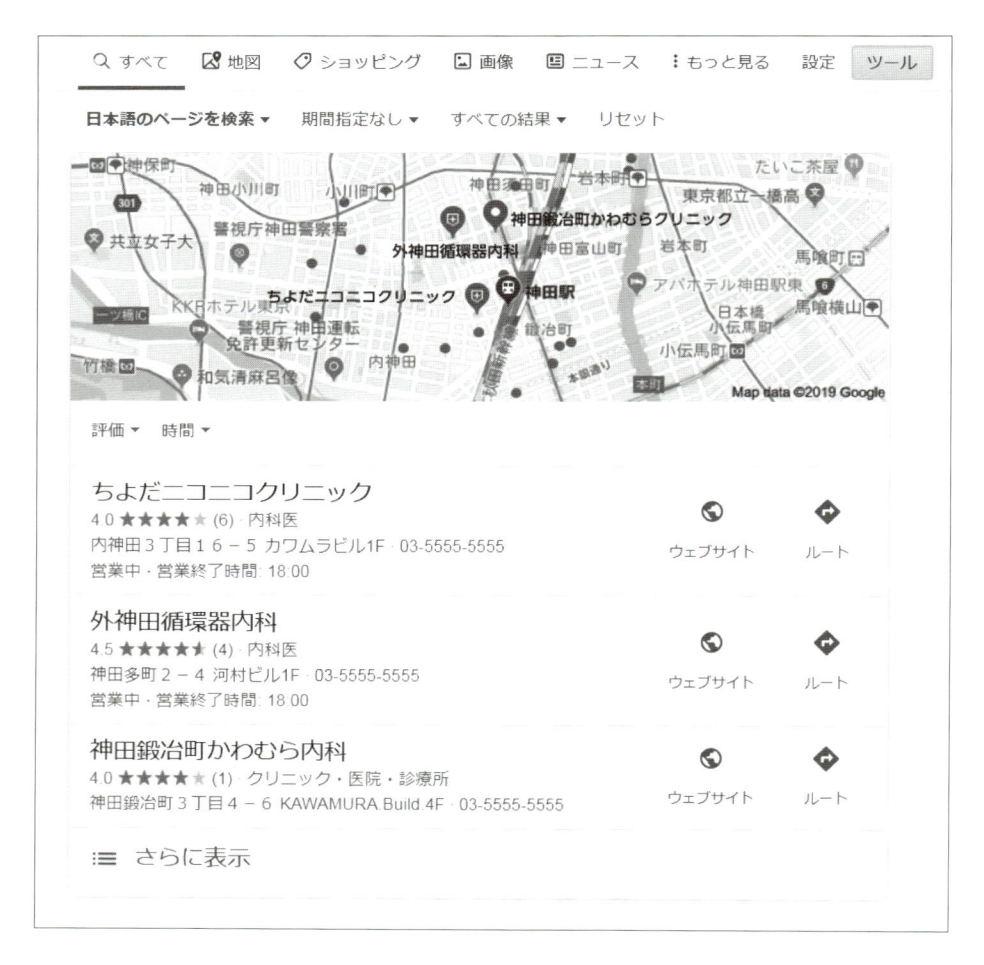

　2019年6月現在，上図のように，疾患名などでGoogle検索すると地図と一緒に出てくる医療機関は3件です。この3件の中に入れるかどうかが，集患に大きく影響する

のは想像に難くありません。

　では，この結果に掲載されるにはどのようにすればよいのでしょうか？

　実は，この地図の3件に入るのは至難の業です。MEO対策は専門の業者でも難易度が高いといわれていますので，本書に記載されている手法を試しても，必ず入れるという保証はありませんが，有効と思われる方法をいくつか紹介します。

Googleマイビジネスに登録する

　MEO対策で基本となるのは，Googleマイビジネスへの登録です。

Googleマイビジネス
https://www.google.com/intl/ja/business/

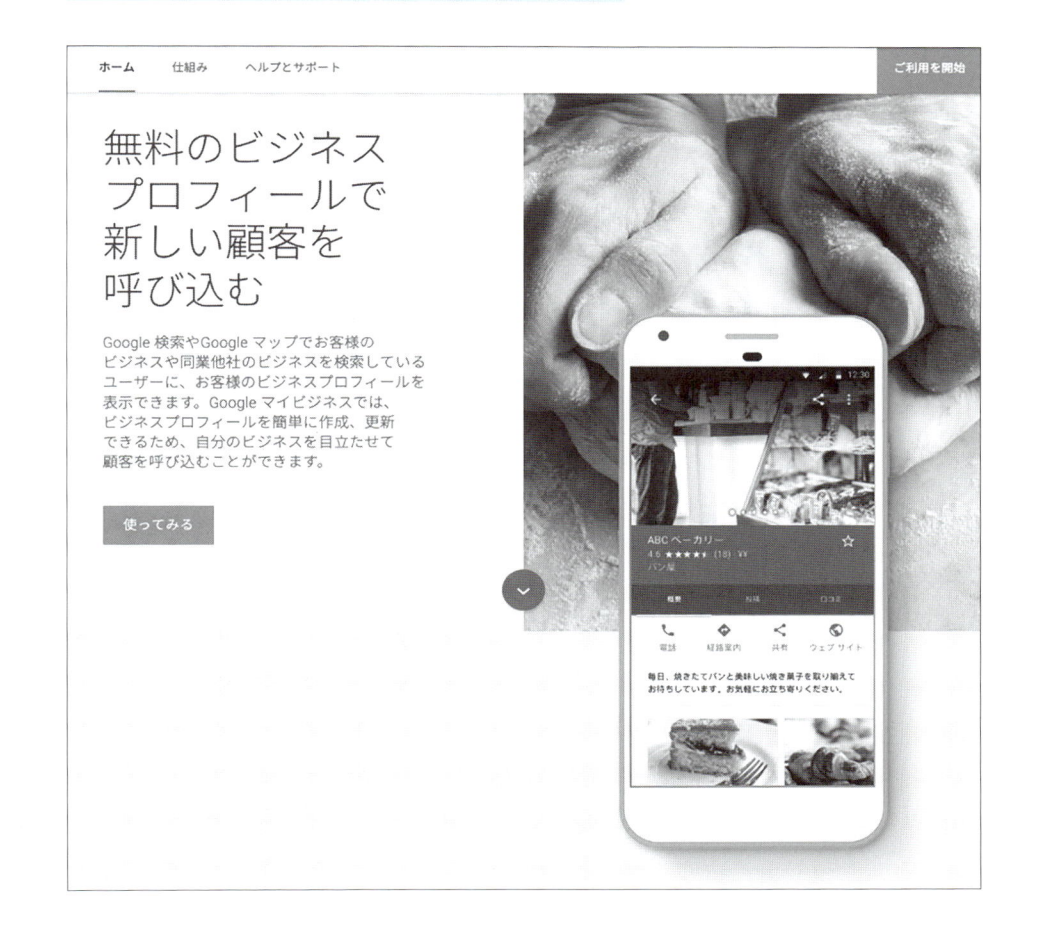

Googleマイビジネスとは，Googleが運営している，店舗などの紹介・登録のサイトです。ここに登録することで，Google Map上の自院情報を自ら記載し，充実させることができます。登録の方法についてp.51で後述しますが，登録によりオフィシャルサイトの情報や診療時間，支払い方法，写真などを掲載することができます。MEO対策になるだけでなく表示された際にクリックしてもらえる割合が高くなるというメリットも大きいです。

SNSやblogなどでネット上の露出を高める

MEO対策でもう1つ重要なのが，インターネット全体での露出を高めることです。自院の名称などがたくさんのWebサイトに掲載されている状態をつくるのです。そのために有効なのは，FacebookやInstagram，TwitterなどのSNSや，アメブロなどの外部blogです。これらに登録してブログなどを書くことで，自院の露出が高くなり，検出されやすくするのです。自分で情報を操作できるので取り組みやすい手法です。

Googleの情報収集ロボット（クローラー）が，様々なホームページを回遊した結果，自院に関する情報が多いと判断すると，重要度の高いクリニックと認定され，マップ上で上位に表示されるでしょう。

MEO対策をしすぎると嫌われる

ただし，SEOと同じように，MEOでも過度な対策は厳禁です。本書では，少しテクニカルなことにも言及していますが，過ぎたるはなお及ばざるがごとしで，過度な対策はGoogleに嫌われますのでご注意下さい。

Googleは今後インターネット上の評価だけでなく，スマートフォンなどの位置情報や利用状況などを参考にして，ありとあらゆる情報を検索の仕組みに反映していくでしょう。そうなると，小手先のSEOやMEOの対策は，事実上無意味になってきます。なぜなら，リアルに人気のある医療機関が簡単にわかってしまうからです。そのため，ネット上（Google）でも人気がある医療機関として表示されることになります。

オフィシャルサイトを暗号化する

Webサイトにセキュリティ対策を施すことは，昨今では常識です。ここではオフィシャルサイトの暗号化について説明します。

みなさんのオフィシャルサイトを開いた際に，ブラウザのURL表示の画面に上図のような「保護されていない通信」という表示が出てきていませんか？　これはWebサイトが暗号化されておらず，Webサイトから送られる情報が保護されないため，第三者に読み取られるかもしれないことを示しています。

では，保護されているページはどのように表示されるかというと，下図のようにURLの頭に南京錠マークが表示され，URL (Webサイトのアドレス) はhttps://…とhttpのあとに「s」がつく仕様となっています。

この暗号化はSSL (Secure Socket Layer) 暗号化通信と呼ばれ，閲覧しているブラウザと，Webサイトが格納されているWebサーバの間の通信を暗号化していることを示しています。この暗号化によって，第三者の盗み見やいわゆる「攻撃」の危険性などを回避することができます。

ブラウザのURL表示欄を見れば簡単に確認できるようになっています。

Googleも暗号化の流れを推奨

そもそも暗号化は，通販の買い物かごやお問い合わせフォーム，アンケートなどで使われているWebサイトの情報入力フォームなどに利用することが主な目的でした。ところが，このSSL暗号化通信の導入を認証機関に申請した際に，サーバの所有権が実在し，信頼できることを証明する証明書が発行される仕様となっているため，本物のサイトかどうかを判別する指標にもなり，フィッシング詐欺やなりすまし対策の選別として利用できることがわかりました。また，証明書発行は有料のサービスが多かったのですが，無料で発行する認証機関も出てきたため，SSL暗号化の導入が加速しました。

GoogleもSSL暗号化の流れを推奨しており，2014年8月7日の公式blog（Googleウェブマスター向け公式ブログ）で，SSL対応しているWebサイトは検索サイトでも有利に働く旨の発表をしています。

ウェブマスター向け公式ブログ
「HTTPSをランキング シグナルに使用します」
https://webmaster-ja.googleblog.com/2014/08/https-as-ranking-signal.html

この流れを受けて，いっそうSSL暗号化導入の流れが加速しました。さらに2018年2月27日のblogでは，SSL対応をしていないサイトについては，GoogleがリリースしているブラウザのChrome上で「安全でない」という旨の表示がされると明言しました。（実際には前述のように「保護されていない通信」と表示）。2018年7月にリリースされたバージョンのChromeから実際に表示が実装されています。

ウェブマスター向け公式ブログ
「保護されたウェブの普及を目指して」
https://webmaster-ja.googleblog.com/2018/02/a-secure-web-is-here-to-stay.html

現在は，通販の買い物かごやフォームだけでなく，WebサイトのすべてのページをSSL暗号化する「常時SSL化」が主流になっています。医療機関なのに，安全でない旨の表示が出るのは不本意です。いまやどのネットサーバでもある程度簡単で安価（場合によっては無料）にSSL暗号化を導入することができるので，自院のオフィシャルサイトが暗号化されていない場合は，早急に対応するようにしましょう。

更新頻度を上げる

新鮮な情報が掲載されているページは，見ていて気持ちのよいものです。実際，Googleは新鮮な情報をたくさん掲載しているサイトを評価しています。ページ数が多いWebサイトは検索サイトの評価が高いと前述しましたが，更新頻度の高いWebサイ

トも同様に検索サイトの評価が高くなります。

　Googleは検索結果の順位づけのために，Webサイトの情報収集をする回遊ロボット（クローラー）を導入しており，過去に収集した情報も持っているので，以前からどのように変わったかという経緯も把握されます。このクローラーがどのくらいの時間間隔でWebサイトに訪れるかは，それぞれのページによって違うのですが，頻繁に更新しているページは，クローラーの訪問頻度が高くなる傾向にあります。訪問頻度が高くなると，リストの順位付けに有利になるだけでなく，ページを新しく追加したらすぐに検索のリストに並ぶようになり，オフィシャルサイトにとっていいことずくめの結果となるのです。

1文字でも「更新」だが，効果はない

　よく，「1文字でも更新とみなされるのか」という質問をされるのですが，結論としてはみなされます。しかし，Googleも当然Webサイトのボリュームを把握していますから，1文字の更新ではサイト訪問者にとって有効な更新とは認識しないので，効果はほとんどありません。

まずは「お知らせ欄」を活用しよう

　更新頻度を上げるためのコンテンツとしてまず思いつくのは，トップページの「お知らせ欄」でしょう。

　クリニックからのお知らせの定番といえば，臨時休診や代診の情報，公的な健診や予防接種のお知らせなど季節によってほぼ決まっているので，更新はせいぜい年に数回で，次々に新たな情報を増やせるものではないように思えます。しかし，上記のような事務的な連絡のほかに，「風邪が流行してきました」「近隣の小学校でインフルエンザによる学級閉鎖がありました」「手洗い，うがいの方法」など，地域に密着した情報をトピック的に掲載すると意外に頻度を上げることができます。

blogを活用しよう

　お知らせ欄の活用はそれなりに有効なのですが，それだけだと，やはり更新頻度には限界があります。そこで強くお勧めしたいのがblogの活用です。blogはWeb上の日記のようなものですので，日々更新されることが前提です。しかも，更新するたびにページが増えるため，前項で解説したページ数の増加も期待でき，一石二鳥のツールなのです。

blogについては，アメブロ（アメーバブログ）などの無料blogサービスを思い浮かべる人もいるでしょうが，ここでのblogの目的は，オフィシャルサイトの「更新を頻繁に」「ページ数を多く」するためですから，外部の無料サービスを使ってしまうと，この目的を達成できなくなります。このため，あくまでもオフィシャルサイト内でblogを書くということが，効果を最大化するための条件となります。

内容は自院の専門を深掘りしたものがベスト

では，実際にどのようなblogを書けばよいのでしょうか？　基本的には，内容に制約はありませんが，できれば自院の専門分野を深掘りするような医学的な内容を書いて下さい。たとえば，呼吸器内科を標榜している院長の専門がアレルギー疾患だった場合，「アレルギーblog」を書くという形です。

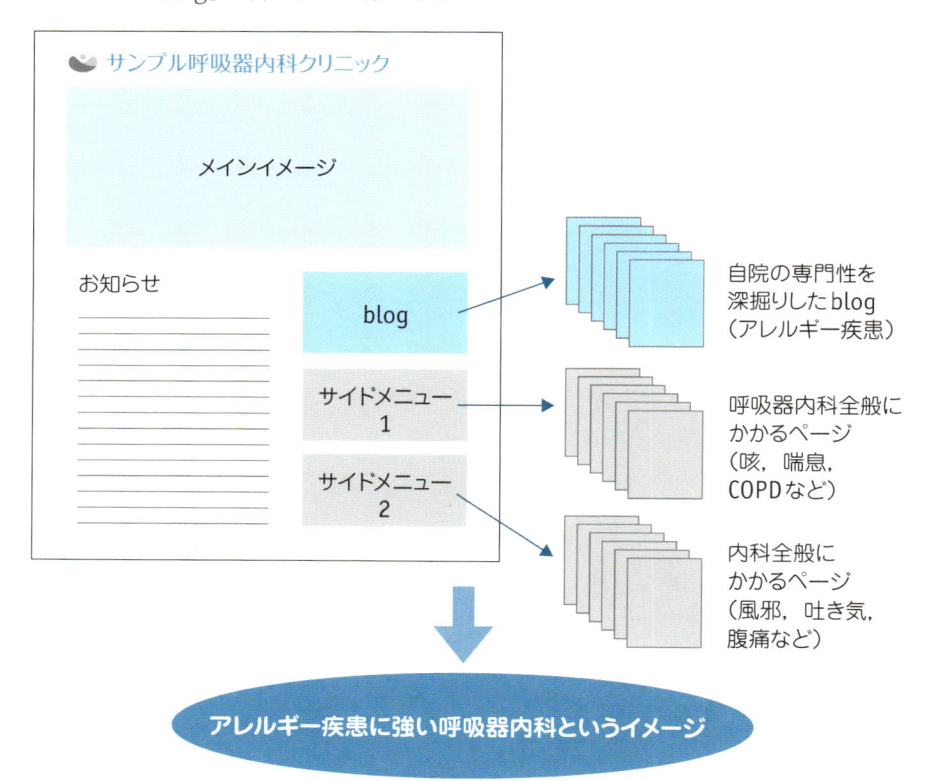

上図を基に説明をしましょう。たとえば，呼吸器内科を標榜していると，Webサイトには咳や喘息，COPDなどのコンテンツが考えられます。これらのコンテンツは「呼

吸器内科全般にかかるページ」と理解して下さい。

　一方，専門のアレルギーについてはもちろん「内科全般にかかるページ」もコンテンツを用意しますが，blogにはより専門性を深堀りした内容を記載していきます。1週間に1回更新すれば，半年で25ページ以上のアレルギーのページができることになります。この状態をGoogleのクローラーが認識すると，「この内科はアレルギーに強そうだ」ととらえ，「アレルギー」というキーワードでも検索順位リストの上位表示に有利な形で評価してくれるようになります。

　あえて何らかの専門を打ち出すのではなく，幅広い領域をカバーしたいという場合は，生活習慣に関わる疾患や，その時々に話題になっている流行性の疾患など特定の診療科にとらわれない内容についてのblogを書いて，引き出しの広さをアピールしましょう。こうしたblogの展開をすることで，Googleには「内科だけど，いろいろな疾患を診てもらえるクリニック」ということを伝えることができます。

blogの更新頻度と分量

　blogの更新頻度と分量ですが，前述したように，クリニックであれば1週間に1回更新できれば十分です。分量については，やはり2,000～3,000文字以上書くのが理想です。しかし，「毎週そんな文字量のblogをアップするのは難しい」と言う人も多いでしょう。

　それならば，頻度と字数はどちらかを妥協するとしたら，どうでしょうか？　下記を比較してください。

> ・1週間に1回500～600文字
> ・1カ月に1回2,000～3,000文字

　もちろん内容によりますが，基本的には後者の「1カ月に1回2,000～3,000文字」が有利です。Googleは，情報を探している人のニーズに対して網羅的に応えられるページを好みます。500文字程度ですと，情報量が少なく，閲覧者にもGoogleにも満足してもらえません。ですので短文を頻回に書いていくスタイルよりは，まとめてしっかりしたページを書く方がよいです。1カ月に1回，2,000～3,000文字以上のコンテンツが継続して書けるのであれば，blogはクリニックにとって成果の期待できるコンテンツになるでしょう。

スタッフblogは求人採用強化に使える

　それでも文章を書くのは気がすすまないという筆不精な院長先生の代わりに，スタッフがblogを書いてもよいでしょう。リハビリや栄養士のスタッフが書くのならば，自身の専門分野でいいですし，医療事務のスタッフならば，日記形式で院内での出来事や，クリニックの行事などの内容を書いて更新してもらうようにしましょう。

　こうしたスタッフblogは，増患という視点ではあまり効果を発揮しないかもしれませんが，更新頻度を高めるという側面のほかに，求人採用強化という視点から見ると，大きな力を持つものです。求人採用ページの作成については第4章で後述（p.95参照）しますが，採用を強化するために重要なことは，院内の雰囲気が伝わっているかどうかです。blogで，たとえば院内懇親会や，スタッフで旅行に行った際の様子などを写真なども含めて，更新することで，クリニックの雰囲気をリアルに伝えることができます。求職者がそれを見ることで，院内の雰囲気を感じ取ることができ，採用応募者の増加に一役買うことができるでしょう。

スマートフォンに対応する

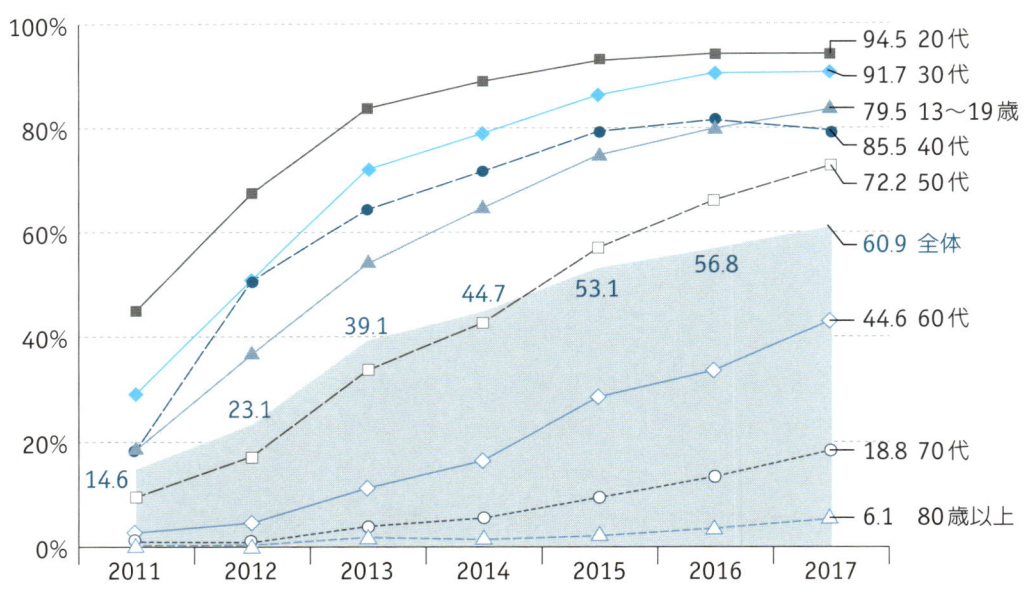

(総務省：平成30年版 情報通信白書 図表1-1-1-2より)

前頁の図は，年代別のスマートフォンの保有率の推移です。2007年にiPhoneが誕生し，2008年に日本に上陸すると，またたく間に広がり，2015年には50代以下の世代の半数以上がスマートフォンを所有するようになりました。平成30年度版情報通信白書では，60代でも約45％が保有しています。スマートフォンの普及が急速に進んでいるのは紛れもない事実で，医療が必要な70代以上の高齢者についても，今後上昇していくことは容易に想像できます。

クリニックのオフィシャルサイトは8割がスマートフォンで見られている

下表は，筆者が所属するメディキャスト株式会社が提供しているWebサイト作成システム「Wevery!」の1カ月の端末ごとの閲覧率ですが，2018年9月の統計では，モバイル（ほとんどがスマートフォン）での閲覧が83.06％と8割を超えています。1年前と比べても，10ポイント以上増加していて，いよいよスマートフォン時代が成熟してきているという印象です。対してパソコンでの閲覧は，13.07％と，2017年と比較して10ポイントほど数字を落としています。あくまでも弊社での計測値なので，参考程度ですが，みなさんの体感値も同様の印象ではないかと思います。

このデータから，クリニックを検索したり，Webサイトの情報を閲覧する人の使うツールは，スマートフォンが圧倒的に多いと推測できます。

1. モバイル	
2018／09／01〜2018／09／30	1,688,634（83.06％）
2017／09／01〜2017／09／30	358,061（72.34％）
2. パソコン	
2018／09／01〜2018／09／30	265,757（13.07％）
2017／09／01〜2017／09／30	112,331（22.69％）
3. タブレット	
2018／09／01〜2018／09／30	78,610（3.87％）
2017／09／01〜2017／09／30	24,585（4.97％）

Webサイト作成システム「Wevery!」の1カ月ごとの閲覧数・閲覧率（2017年9月，2018年9月）

「スマートフォンに対応する」とは？

　オフィシャルサイトをスマートフォンに対応させる重要性は，十分に理解できたと思います。そこでここからは，スマートフォンに対応する方法を解説します。

　まず，スマートフォンの端末は縦長で，モニタがパソコンに比べて小さいことはご存知の通りです。つまり，この小さな画面で閲覧しても，ストレスなく見られるということがポイントになります。パソコンの画面サイズを想定してつくられたWebサイトでもスマートフォンで見ることはできますが，全ての要素が単純に小さくリサイズされただけ。文字や画像が小さすぎて，しっかり閲覧するには，画面を拡大したり戻したりと余計な操作が伴います。これが案外ストレスになります。

　様々なSEO対策を講じた結果，検索の上位に表示されたとしても，離脱率（Webサイトに訪れた最初のページだけを見て別のサイトに移ってしまう人の割合）が高かったら，肝心の来院のきっかけとはなりません。実は弊社の実施した調査では，パソコン用に制作されたWebサイトをスマートフォンに対応させたところ，離脱率が1割ほど改

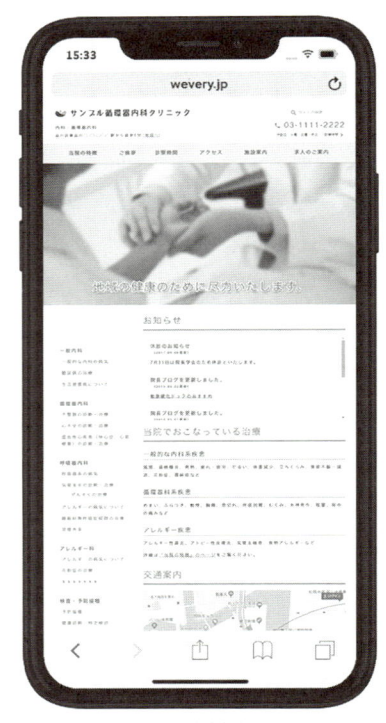

スマートフォン非対応の見え方

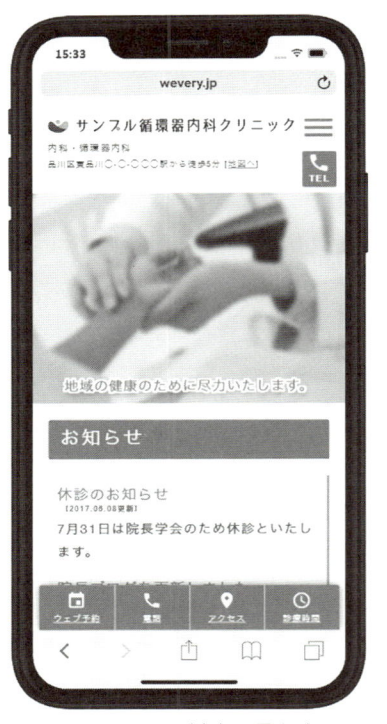

スマートフォン対応の見え方

善されました。たからこそ，スマートフォンでの閲覧者の離脱を防ぐためにも，以下の
ような具体的な対策を立ててみましょう。

- ・縦スクロールを意識したWebサイトの幅にする
- ・狭い画面でも読みやすい文字の大きさにする
- ・リンクを押しやすいように工夫する（ボタン風にするなど）
- ・電話番号をページ上部に表示させて，タップしてそのまま電話がかけられる
  仕組みにする
- ・地図はクリックすると，Google Mapなどのアプリと連動するようにする

　これらの要素を見てもわかる通り，スマートフォンのポイントは完全に見え方重視で
す。作成自体はパソコンのWebサイトとほぼ同じと考えてよいですし，現在販売され
ているWebサイトの作成ソフトであれば，スマートフォン対応のためのツールが入っ
ているはずですので，特別な技術はいりません。業者に依頼する場合でも，上記の観点
で仕上がりをチェックすれば問題はないでしょう。

スマートフォンへの対応手法「レスポンシブ型」「アダプティブ型」

　スマートフォン対応の基本的な方法を記しましたが，具体的には「レスポンシブ型」
と「アダプティブ型」という2つの手法を用います。。

　レスポンシブ型というのは，Webサイトの閲覧に使っているブラウザの横幅によっ
て表示レイアウトが変わっていく手法です。そのため，見ている端末がパソコンなのか，
スマートフォンなのかはあまり関係がありません。パソコンで見ても，ブラウザの幅を
縮めることで，スマートフォンで最適化されたレイアウトで閲覧することができます。

　一方，アダプティブ型は，ユーザーがどの端末で見ているかを自動的に判別し，その
端末に最適化した画面を表示するというものです。

　次頁の表にあるように，レスポンシブ型，アダプティブ型それぞれにメリットとデメ
リットがありますが，大規模サイトでない場合は，ページの修正や追加があった際の確
認が容易なので（ブラウザの幅を変えるだけでパソコンとスマートフォン両方の確認が
一気にできる）レスポンシブ型を選ぶほうがやや有利かもしれません。

　ここでは，2つの手法があるということだけを覚えておき，実際の展開については，
作成業者と相談をして決めて下さい。

	レスポンシブ	アダプティブ
概　要	閲覧するブラウザの幅によって，ページのレイアウトが変わる方式	閲覧する端末によって，ページのレイアウトが変わる方式
メリット	URLを同じにしやすい	PCだけ，スマートフォンだけに表示させたいコンテンツを分けるのが容易
デメリット	スマートフォンなどで，あえてPCサイトが見たい場合に対応しづらい	PCとスマートフォンのコンテンツを分ける場合は作成コストが増える

パソコンとスマートフォンで作成業者が異なる場合の注意

　すでにパソコン用に最適化されたオフィシャルサイトを運営していて，これからスマートフォンにも対応しようとしている人も多いと思います。業者のなかには，スマートフォンのサイトだけを専門につくっているところもあることから，現在運営中のオフィシャルサイトをベースにして，スマートフォン用サイトだけを別の専門業者が作成するケースもあるでしょう。その際に注意したいのは，スマートフォンでオフィシャルサイトを開く場合に，新しくつくったスマートフォン用のページに自動でジャンプする設定が必要だということです。これは同じ業者がつくる場合にも言えるのですが，別々の業者がつくる場合には特に失念しているケースがあります。双方がリンクしていないと，スマートフォンの検索で自院のオフィシャルサイトにたどりついても，パソコン用のページにアクセスしてしまい，せっかくつくったスマートフォンに最適化されたページが無意味になってしまいます。

　幸運にもGoogleがスマートフォン用のオフィシャルサイトを見つけて，そちらの

URLを検索にリストアップしてくれればよいのですが，既存のオフィシャルサイトがある場合はうまくいかないようです。だからこそ自動的にジャンプする設定は忘れてはならないのです。設定しておけば，Googleにもスマートフォン用のページがあることをPRでき，検索結果の上位表示においても有利に作用します。

さらに，連動させていないと，修正や更新の手間が2倍になる可能性があります。たとえば，休診のお知らせなどをオフィシャルサイトに掲載する際に，パソコン用とスマートフォン用の両方で同じ作業をすることになるので，業者に発注する場合は，くれぐれも連動するように作成できるかを確認したほうがよいでしょう。

Googleはスマートフォンに最適化されたWebサイトを評価する

Googleは2015年4月から，スマートフォン対応のWebサイトに配慮し，検索結果の序列を高めるプログラムの変更をしました。その結果，スマートフォンに対応しているWebサイトの評価が高くなり，以前より上位に表示されやすくなりました。

前項までに，スマートフォンに最適化されたサイトを作成することで，閲覧者の利便性が向上し離脱者が減少するメリットを解説しましたが，Googleはさらに検索の順位付けも上がるようなプログラム変更を実施したというわけです。

新たな情報が24時間絶え間なく行き交うインターネットでは，離脱者の最少化と検索の順位付けは常につきまとう課題であるだけに，その時々の変化に対して少しでも多くのメリットを享受できる対応策を講じていかなくてはなりません。そして，今考えられるベストな対応策が，スマートフォン用に最適化されたオフィシャルサイトなのです。

モバイルフレンドリーテストの活用

スマートフォンサイトを作成する前に，まずGoogleが公開している「モバイルフレンドリーテスト」（https://search.google.com/test/mobile-friendly）で，自院のオフィシャルサイトがスマートフォンに対応しているかどうかチェックしてみましょう。

このサイトに，自院のオフィシャルサイトのURL（アドレス）を入力して，分析ボタンを押すと結果が表れます。対応している場合には次頁の図のように「このページはモバイルフレンドリーです」という結果が表示され，対応していないと判断されたら，どの部分を修正すればよいかというアドバイスが表示されます。

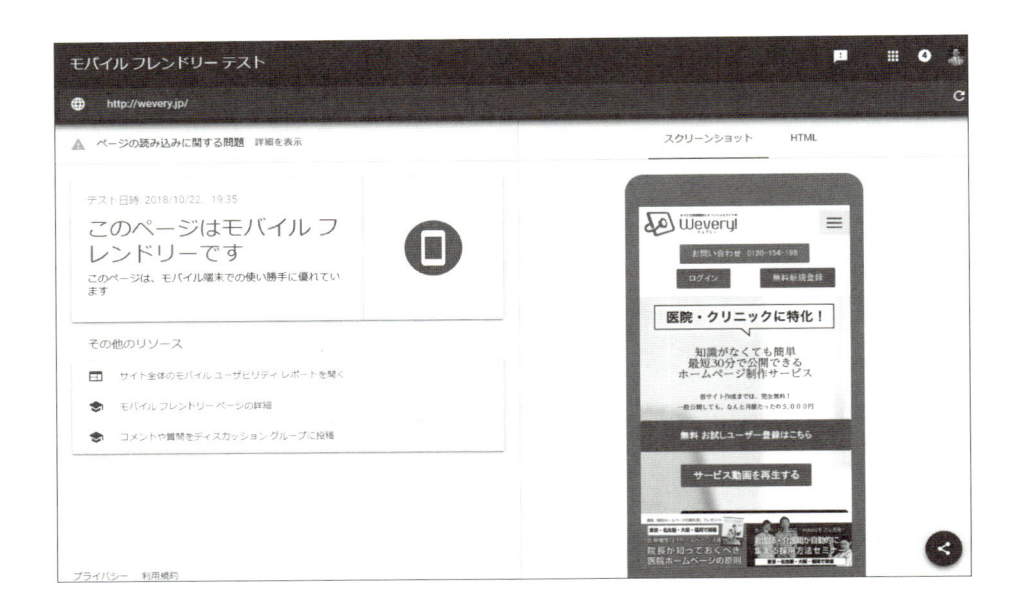

ページの表示速度が遅すぎないか

　Googleの調査によると，「ページの読み込みに3秒以上かかると53%のユーザーが離脱する」というデータがあり (https://www.thinkwithgoogle.com/marketing-resources/data-measurement/mobile-page-speed-new-industry-benchmarks/)，スマートフォンでは，Webサイトを開いたときに表示されるまでの速度は，離脱率に大きく関与していると言われています。このため，離脱者が少なく，選ばれるクリニックになるためには，表示されるまでのスピードが重要です。

　まずは，GoogleのTest My Site (https://www.thinkwithgoogle.com/intl/ja-jp/feature/testmysite) で自院のオフィシャルサイトの読み込み速度を把握してみましょう。また，Page Speed Insights (https://developers.google.com/speed/pagespeed/insights/) というツールでも計測が可能です。

　Test My Siteに調べたいオフィシャルサイトのURLを入力すると，次頁の図のように結果が表示され，3G，4Gそれぞれの通信規格での読み込み速度や，どのくらいのユーザーが離脱する可能性があるかを示唆してくれます。

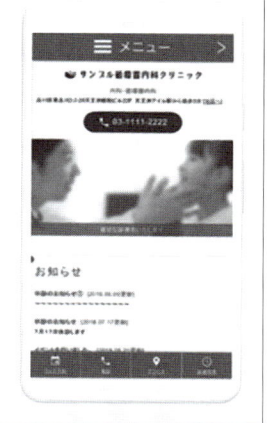

○○○○.co.jp のテスト結果 ⓘ

日本 ▾, 4G ▾ ネットワークでのお客様のサイトの速度は 4.7 秒です.

判定

遅い

「遅い」：サイトの表示時間が 2.5 秒以上

月間トレンド

低速化

今月、お客様のサイトは 0.8 秒遅くなりました。

さらに Google は，2018年1月18日のウェブマスター向け公式ブログで「2018年7月よりページの読み込み速度をモバイル検索のランキング要素として使用する」と明言しました。

ウェブマスター向け公式ブログ
「ページの読み込み速度をモバイル検索のランキング要素に使用します」
https://webmaster-ja.googleblog.com/2018/01/using-page-speed-in-mobile-search.html

この対応により，表示されるまでの時間が遅いサイトは検索の順位が下がることになりました。その後2018年7月9日より，実際にページの読み込み速度を加味した評価プログラムがスタートしました。ここで気をつけたいのは，

- × 速いサイトが上位に表示される
- ○ 遅いサイトの順位が下がる

ということです。もちろん速いほうがよいのですが，Google によると，今のところ，実際に検索結果に影響しているのは遅すぎるごくわずかなサイトのようです。

ページの表示を速くするには

　Googleの評価もさることながら，やはりサクサクと表示されるWebサイトはユーザーの満足度も高くなります。前述したGoogleの「Test My Site」や「Page Speed Insights」といったツールを使って，どこを改善すればよいかということがわかったところで，具体的に表示を速くする作業に移りましょう。一般的に，CMS（Content Management System）と呼ばれる更新システムを搭載したWebサイトは，Webサーバ上で1つのページを表示するためにたくさんのプログラムが実行されるため，ページスピードが遅くなる傾向があります。

　表示を速くするためには，

- ・オフィシャルサイトで利用しているWebサーバの性能を上げる
- ・無駄に大きな画像を使わない
- ・プログラムを簡潔なものにする

などの工夫が必要です。プログラムの変更レベルのことはみなさんでは難しいと思いますが，サーバの性能を上げる，大きな画像は使わないということは，すぐにでもできる工夫だと思います。

　画像のサイズについては，デジカメやスマートフォンで撮った写真をそのままWebサイトに使うと，1MB以上の画像になり，読み込みに多くの時間がかかります。1つの画像の容量は，せいぜい80〜100KB（1MB＝1024KB）に抑えるべきです。基本的には，50KB以下で考えて下さい。

　最近は，写真を大きく使ったWebサイトが主流になり，雰囲気も伝わり見栄えがしますが，Webサーバのサイズとのバランスも必要ですが，Googleにチェックされるほど端的にスピードが落ちるのでなければ，サイト訪問者にわかりやすく表現するために，必要に応じて大きい画像を使うことには何の問題もありません。あくまでも「表示が遅すぎることに注意する」ということです。

オフィシャルサイトを公開したらまずGoogleサーチコンソールに登録

　さて，スマートフォンサイトとの連携も終わり，オフィシャルサイトを公開したら一番初めにやることがあります。それは，Googleサーチコンソール（Search Console）

への登録です。

Googleサーチコンソールは，オフィシャルサイトがGoogleにどのように認識されているかを知るためのツールです。

では，なぜ最初に登録する必要があるのでしょうか？　実は，Webサイトを公開しても，すぐにGoogleの検索にヒットするわけではありません。Googleの検索結果の情報は，クローラーと呼ばれる，ネット上を回遊するプログラムロボットによって，日々収集されていますので，まずは，このクローラーにオフィシャルサイトへ来てもらう必要があります。他のサイトからオフィシャルサイトへリンクが張ってあれば，それをたどって，いつかはクローラーが訪問してくれますが，最初の訪問がいつなのかはわかりません。

そこで，Googleサーチコンソールに登録することで，クローラーへサイト訪問のリクエストを送信することができるのです。

Googleサーチコンソールでできること・機能

サーチコンソールでは，ユーザーが検索後にどのページをどれくらいクリックしたのか，どのキーワードで検索してオフィシャルページに訪れ，その際の順位がどのくらいだったかなど，自院のサイトがGoogleにどのように認識されるのかといった情報を知ることができます。そのために，まずは「サイトマップ」を登録します。

通常，サイトマップというと，Webサイト内に設置されている「すべてのページへのリンクが掲載されている一覧ページ」を指す場合が多いのですが，サーチコンソールにおける「サイトマップ」とは，「XMLという形式で書き出された，Webサイトの目次・ページ一覧」のことを指します。これはGoogleのクローラーにどんなページがオフィシャルサイトにあるのかを教えるために役立ちます。

CMSを使って作成されたサイトの多くは，このXML形式のサイトマップを出力する機能を備えており，多くの場合は，Webサイトのドメイン名＋/sitemap.xml（例：https://wevery.jp/sitemap.xml）のような，WebサイトのURLと似たようなアドレスでアクセスできるようになっています。

このアドレスをサーチコンソールのサイトマップのページから登録します。

サイトマップの登録方法

　サイトマップの登録は，自分がオフィシャルサイトの運営者であることを証明すると
ころから始まります。そのためには，Googleから指定のファイルをアップロードした
り，指定されたhtmlタグをサイトに仕込んだりするのですが，専門知識が必要なため
作成した業者に頼んだほうがよいかもしれません。

　次にクローラーにオフィシャルサイトの情報を正しく取得してもらうための作業を
進めます。メニューに「インデックス」という項目があり，その中に「サイトマップ」と
いう項目があります。こちらに，前述のサイトマップのアドレスを登録します。

サーチコンソールで何を見るか

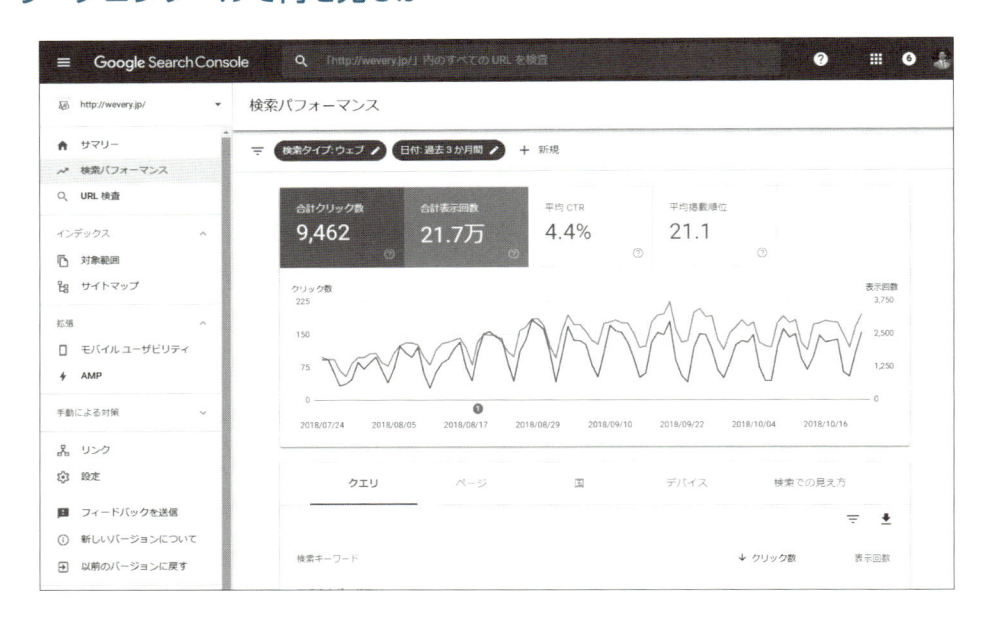

　登録が済んだら，次は得られるデータを確認しましょう。サーチコンソールの「検索
パフォーマンス」という部分を見ると，上図のような画面が表示され，いろいろな指標
を見ることができます。

　ただし，登録直後ではデータの蓄積がないので，1カ月～半年くらい経過してから，
閲覧してみて下さい。

たくさんのリンクをもらう

たくさん引用がある論文はよい論文！?

　検索サイトの上位表示には欠かせない対策の1つに，オフィシャルサイトへのリンクをたくさんもらうということがあります。

> 「引用の多い論文はよい論文である」

　これはGoogleが検索結果のリストの順位づけの際に基本としている1つの考え方です。ここで言う論文とは「Webサイト」であり，引用とは「リンクが張られている状態」を指し，リンクが張られている状態を「被リンクされている」といいます。

　下図は，自院のオフィシャルサイトが他のWebサイトにリンクがたくさん張られている「引用」の状態を表したものです。

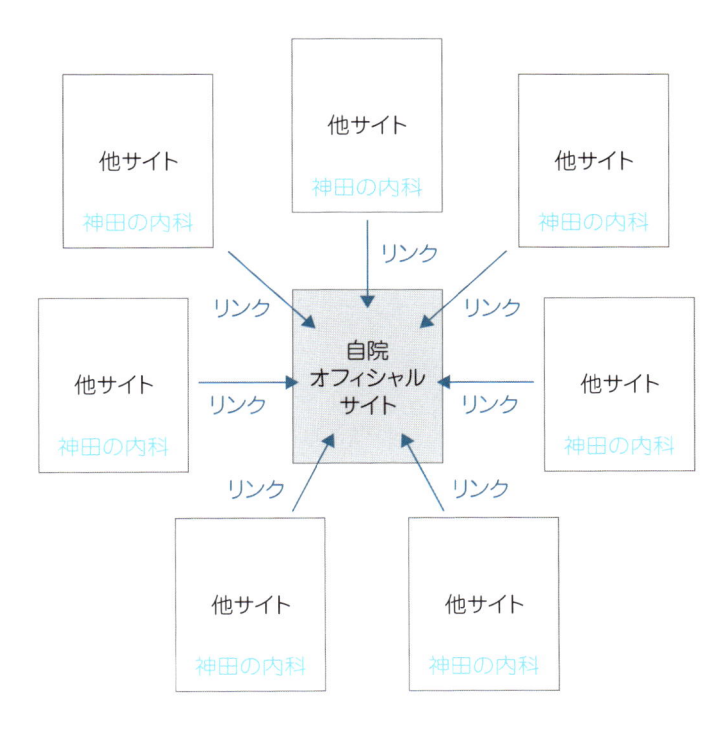

この状態をGoogleなどの検索サイトが見ると，「このサイトはたくさん被リンクされていて人気があるようだ」と評価され，検索サイトの上位にリストアップされやすくなります。また，前頁の図のように「神田の内科」というリンクをクリックすると自院のオフィシャルサイトにジャンプする仕様の場合，「このサイトは神田にある内科クリニックに違いない」と判断され，「神田　内科」というキーワードで検索した際に，上位表示される可能性が高くなります。

　つまり，地域の新患を多く獲得したい場合には，「地名 ＋ 診療科」などのテキストをクリックした先が自院につながるリンクを張ってもらうとよいということになります。

　どれくらいの数のリンクが必要かは単純に言えないのですが，一般的なクリニックであれば，20施設もあれば有効だと思われます。

医療機関のポータルサイトに登録せよ

　多くのサイトにリンクを張ってもらうのが良策なのですが，みなさんの人脈をたどって知人などにお願いするのも限界があります。そこで利用したいのがポータルサイトです。現在，医療機関を紹介するポータルサイトが数多く運営されていますが，そのほとんどが無料でクリニックの情報を掲載しています。オフィシャルサイトのURLが登録できて，被リンクを獲得できる場合も多いので，こういったポータルサイトに登録しておくのはよい戦略です。

　「地域名（または駅名）＋ 診療科」「地域名（または駅名）＋ クリニック」「地域名（または駅名）＋ 診療所」などのキーワード検索で，医療機関のポータルサイトが表示されることがありますので，そのサイトに登録するとよいでしょう。

被リンクのもらいすぎに注意

　さて，被リンクをたくさんもらうほど有利なのかというと，実はそうもいえない一面があります。Googleは，作為的に順位を上げようと必要以上に大量の被リンクがあるページを嫌います。このような行為は「被リンクSPAM」（スパム）と呼ばれています。Googleから被リンクスパム行為をしているWebサイトと認識されると，検索リストの順位が落ちるどころか，場合によっては検索結果から消えてしまうことがあります。

　そんな時は，Googleであれば，スパム行為を是正したうえで，「Google Search Console（サーチコンソール）」から解除の申請ができるのですが，被リンクスパム認定されないに越したことはないので気をつけて下さい。

どのくらいがもらい過ぎなのかという線引きも現実的には難しく，それよりも「故意かそうでないか」のほうが重要です。たとえば，ここで紹介したように医療機関のポータルサイトからリンクが張られているのは自然なことですので，問題はありません。

被リンク元のサイトの質も大切

Googleは，リンク元のサイトがどのような規模でどのようなジャンルなのかということも重要視しています。

規模の大きいサイトからリンクが貼られている場合は，「良質なサイトからリンクが張られているので，リンク先も信頼性が高い」という評価になります。また，「クリニックのオフィシャルサイトからリンクされているということは，医療に関連したWebサイトだろう」と判断されます。

そのため，ご友人の医師が運営しているWebサイトからリンクを張ってもらうのは良い手です。また，医師仲間で信頼性の高いサイトをつくり（本書にかかれているGoogle対策手法を守っていることが基本），お互いにリンクし合うのも相乗効果になります。

地図上の見え方・口コミ対策に Google マイビジネスを活用する

MEO（Map Engine Optimization）対策で基本となるのは，Googleマイビジネスへの登録であることは前述（p.31参照）しました。

Google マイビジネス
https://www.google.com/intl/ja_jp/business/

Googleマイビジネスとは，簡単に言えば，Googleが運営している店舗などの紹介・登録サイトです。ここに登録することで，Google Mapでの露出が有利に働くだけでなく，検索した際に「現在営業中」などの表示がされるようになったり，モバイルでは電話やナビゲーションの誘導になったりと，様々な方面で営業活動に役立ちます。登録は無料なので，これから開業される人も，既に開業されている人も，Googleマイビジネスへの登録は必須です。

登録にはオーナー証明が必要

既に開業している場合は，まず，Google 上で自院名を検索してみましょう。

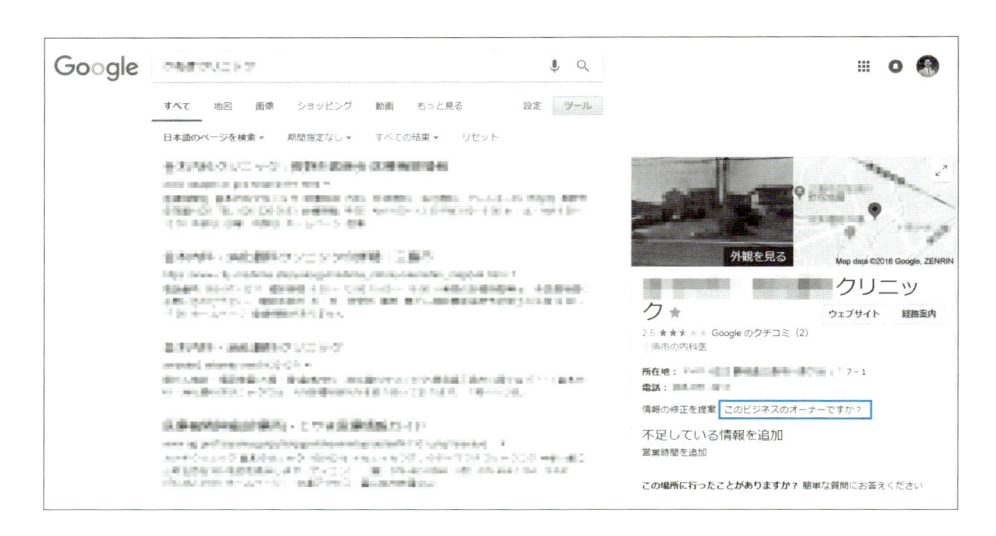

　上図はパソコン上であるクリニックを検索した結果ですが，右側にマップと簡単なクリニックの情報が掲載されています。その中に「このビジネスのオーナーですか？」というリンク部分があるので，これをクリックし，電話やはがきなどでオーナーであることの証明ができれば，登録が完了します。

　これから開業する場合，あるいは，検索しても上記のように出てこない場合は，新規の登録が必要です。前述の Google マイビジネスのサイトにアクセスして「ビジネス情報」を新規登録して下さい。ただし，その際にははがきによる住所確認の手続きが必要になります。

登録すると有効口コミ対策にもなる

　Google マイビジネスの登録は，Google Map での表示順位を上げる対策に有効だと前述しましたが，Google 上の口コミに返信できるようになるという点でも優れています。

　GoogleMap には，利用者などが口コミを投稿できる窓口がありますが，口コミにはよい評価だけでなく，悪い評価も投稿されるのでデメリットになるケースも考えられます。口コミ対策については後で詳述しますが，悪い口コミの対応方法として，Google マイビジネスに登録し，悪い口コミに対して返答をするのが効果的なのです。

2章

患者さんに選ばれる

前章では，まず多くの人にオフィシャルサイトを見てもらうために，どのようにしてGoogleに気に入られるかという法則について学びました。しかし，Googleに選ばれて検索リストの上位表示ができたとしても，それだけでは，来院には繋がりません。情報検索者はいくつかのWebサイトを見比べて来院する医療機関を決めています。

本章ではGoogleで検索された後のプロセスである，「患者さんに選ばれるオフィシャルサイト」をどのようにつくっていくかを紐解いていきます。

オフィシャルサイトからの来院割合を測る1／20，1／40の法則

医療機関をインターネット（Google経由）で探している人は，複数の医療機関のWebサイトを見て比較検討をします。検討した後「このクリニックにかかりたい」と選び，初めて来院に繋がります。ですから，オフィシャルサイトには，選ばれるための情報量と質が求められます。同時に，インターネットで検索する人の特有のパターンと特性を理解しておきましょう。

ところで，オフィシャルサイトを見た人が内容を気に入って，来院につながる割合はどれくらいだと思いますか？ 筆者が所属するメディキャスト株式会社が複数の医療機関の協力を得て来院動機を調査した結果，興味深い法則が見えてきました。

医科で1／20，歯科で1／40。これは，医科20人，歯科40人のオフィシャルサイト閲覧者のうち，1人が来院するという数値的な法則です。この法則に則れば，たとえば内科クリニックのオフィシャルサイトで1日に60人の閲覧者がいれば，そこで来院（新患）が期待されるのは3人ということになります。この法則で算出される人数よりも高い割合の来院数が得られていれば，閲覧者のニーズを的確にとらえた充実したオフィシャルサイトだと評価することができます。逆に来院数が少なかったら，何らかの改善策を講じる必要があるという判断材料になるわけです。

ただし，閲覧数が3,000人／月を超えると，オフィシャルサイトが来院のきっかけとなった新患数は少なくなる傾向があるので，目安にする際は自院のオフィシャルサイトの月間閲覧数がどれくらいなのかをあらかじめ把握しておく必要があります。オフィシャルサイトのアクセス数を把握する方法については，次項で説明します。

オフィシャルサイトのアクセス数を知る

みなさんは自院のオフィシャルサイトにどのくらいの人が訪問して，どのページをどれだけ見ているかを把握していますか？ Webサイトの運営においてアクセス数（訪問者数）を知ることは，ページを評価する上で非常に重要なポイントになります。

Googleアナリティクスでユーザーの動向をつかむ

オフィシャルサイトのアクセス数を把握するために，本書では無料で利用できるGoogleアナリティクスを紹介します。

アクセス数を知ることができるという点では，第1章で解説したGoogleサーチコンソールと似ていますが，両者は役割が大きく違います。サーチコンソールは閲覧者がオフィシャルサイトにたどり着くまでの動向が分かるのに対し，Googleアナリティクスは，オフィシャルサイトにアクセスした人がサイト内でどのような行動を取ったかを教えてくれるツールです。

Googleアナリティクスは，その名の通りGoogleが提供しているWebサイトのアクセスを知るためのWebサービスです。利用方法は簡単で，以下の4ステップだけです。

①Google アナリティクスのWebサイト（https://www.google.com/analytics/web/?hl=ja/analytics/web/?hl=ja）にアクセス
②登録（Googleのユーザー登録が必要）
③自院オフィシャルサイト用のコードを発行
④コードをオフィシャルサイトに埋め込む

業者にオフィシャルサイトの運用を任せている場合なら「コードの埋め込み」と指示すれば簡単にできます。コードを埋め込めば，すぐにオフィシャルサイトの訪問者を計測できるようになります。

閲覧者の計測結果を表すため，Googleアナリティクスでは，次頁の表のような独特の単語を使っていますので，覚えておいて下さい。

これらの項目で重要なのは，最も基本的な指標となる数値（1/20，1/40の法則）に則って，この値を上回る効果が得られるように，オフィシャルサイトを改良していくことです。表にはそれぞれの項目について指標となる数字を入れてあります。ただし，この指標はあくまでも目安で，閲覧数が月間に3,000人を超えると，直帰率が高くなり，平均セッション時間が減ってきます。これは，来院目的でない人の割合が増えるからで，ある程度は仕方ないものです。

また，平均セッション時間については，長ければよいというものでもありません。クリニックのサイトの特性上，じっくり読むというよりは，必要な情報を探しているという側面が大きいので，たどりつきたい情報に短時間でたどりつくことができていれば，セッション時間が短いほうが優秀なサイトと言えるかもしれません。

オフィシャルサイトの開設後は，まずユーザー300人/月，それを超えたら1,000人/月をめざしましょう。医科1/20，歯科1/40の法則から考えると，1,000人のオフィシャルサイト訪問があれば，医科50人，歯科25人の新患来院に繋がる推測できます。この

用　語	内　容	指標となる数値
ユーザー	Webサイトの訪問者 例）ユーザー100…サイトの訪問者が100人	300人〜1,000人／月以上
セッション	Webサイトの訪問者がサイトを訪れた回数の総数 例）セッション300…サイトの訪問者100人が，計測 　　期間に平均3回Webサイトを訪問した	
ページビュー数	Webサイトで閲覧されたページ数 例）ページビュー400…サイトの訪問者100人が 　　平均4ページのコンテンツを閲覧した	
直帰率	Webサイトを訪問して，たどりついたページから先 に進まずに，戻ってしまった人の割合	60%以下
平均セッション 時間	1回の訪問での滞在平均時間	2分30秒 ※ただし，長ければよいと いうものではない
ページ／セッション	1回の訪問の際に見たページ数	2.5ページ
新規セッション率	計測期間で，新規にWebサイトに訪れた人の割合	

　数に届かなければ，アナリティクスのデータを参考に，以下のようなオフィシャルサイトへのテコ入れを実行します。

　まず，直帰率が60%を大きく超えてしまっている場合は，トップページの訴求力が弱い可能性が考えられます。また，検索結果からトップページ以外のページに初めにたどりついてしまい，さらにそのページが来院に繋がりにくいコンテンツであったのかもしれません。トップページの刷新と全体の内容の見直しを考えてみましょう。

　また，滞在時間が短く，ページ/セッションが少ないケースでは，根本的にページ数が不足している，あるいはコンテンツ自体に魅力がないということが考えられます。この場合は，コンテンツの充実やページ数を増やすといった改善策を講じることが大切です。

問診票を活用して来院動機を知る

　オフィシャルサイトが有効に活用されているかどうかを知るには，新規の患者さんが何を見て来院したかアンケートしてみましょう。

　その際に活用したいのが問診票です。問診票の最後の欄に「何を見て来院されました

か」という質問を1項目加えて下さい。「ホームページを見て」「看板を見て」「友人知人の紹介」「家族がかかっていたから」などの項目を設定しておき，チェックするだけにしておくとよいでしょう。

さらに詳しく知りたい人は，チェック項目に，「Web検索」「リンク先の医療機関」「病院紹介サイト」などを加えると，インターネットでの効果を細かく知ることができます。

月ごとに集計し，オフィシャルサイトの訪問者数と，オフィシャルサイトを見て来院した人の数を比較して，1/20（または1/40）を超えているかどうかを確認して下さい。

既存患者さんのための情報も大切

オフィシャルサイトの活用を考えると，新患獲得に重点を置いたほうがよいと思いがちですが，筆者の仮説では，実は既存の患者さんのほうが多く閲覧していると考えています。

> **閲覧割合の予想**
> 既存の患者さん　40〜60%
> 新患候補　　　　20%前後
> その他　　　　　30%前後
> ※オフィシャルサイトのアクセス数からの筆者の仮説

オフィシャルサイトのアクセス数や機能によって違いはあると思いますが，一般的に，既存の患者さんの閲覧が全体の約半数を占めていると考えてよいと思います。この仮説は，筆者の独断と偏見ではなく，アクセスした人が見ているページを分析し，診療時間やお知らせ，予約のボタンなどのクリック率やページ滞在時間から推測したものです。

既存の患者さんが多く閲覧しているということはつまり，新患へのアピールだけでなく，普段自院を訪れる患者さんたちが知りたい情報が，わかりやすい場所に表示されていることも大切だということです。

たとえば，休診や診療時間・予約時間の変更，インフルエンザの予防接種など季節的な診療の開始のお知らせなど，既存の患者さんにとって重要な事項は，ページの比較的上部に表示して見つけられやすくしておく必要があるでしょう。

どんな医療機関かを10秒以内に知ってもらう（10秒の壁）

　下図はWebサイトの滞在時間別の閲覧者数と割合を調査したものです。閲覧者の実に6割以上が「0～10秒」に集中しているのがわかります。これが，Webサイトという媒体の特性を如実に表しています。

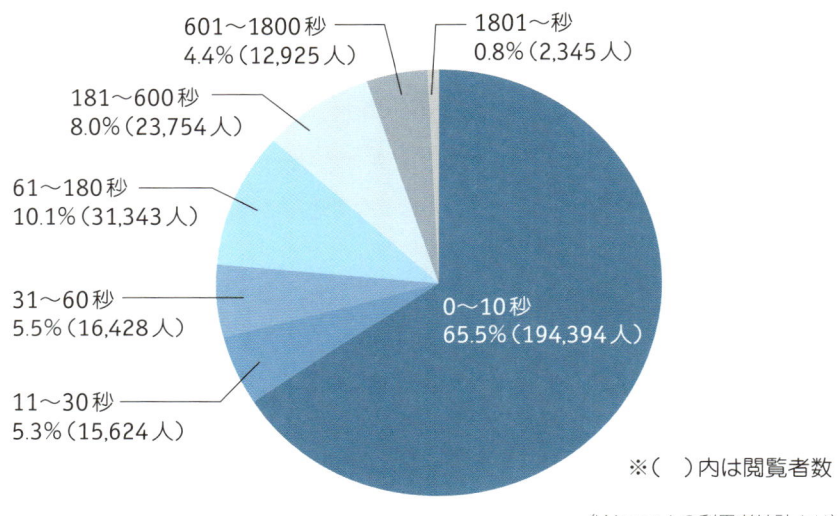

Webサイトの滞在時間別閲覧者数

- 601～1800秒 4.4%（12,925人）
- 1801～秒 0.8%（2,345人）
- 181～600秒 8.0%（23,754人）
- 61～180秒 10.1%（31,343人）
- 31～60秒 5.5%（16,428人）
- 11～30秒 5.3%（15,624人）
- 0～10秒 65.5%（194,394人）

※（　）内は閲覧者数

（Wevery! の利用者統計より）

　Webサイトに来た訪問者がまずするのは「このWebサイトが自分にとって有益な情報を発信しているのかどうか」の判断です。有益だと判断すれば，コンテンツの続きを読んだり，次の階層のページに進んだりします。

　極論を言えば，初見の10秒がオフィシャルサイトの成否を左右する最大ポイントだということです。このため，10秒以内に閲覧できる視野の範囲に，オフィシャルサイト全体の概要がわかるようなレイアウトをしなければなりません。どこに何を配置するのがよいかというのは後述しますが，まずは，この"10秒の壁"を越えることを念頭に置いてオフィシャルサイトを作成します。次項からは，来訪者に10秒以上滞在してもらうための情報の見せ方などを紹介します。

トップページは目次機能

多くのオフィシャルサイトの中でアクセス数が最も多いのがトップページです。このトップページにどのような機能を持たせれば効果的でしょうか。

まずは，どんな人がトップページを見に来るかを考えましょう。おそらく，どのページよりも多様な訪問者が来ると想定できます。既存の患者さんはもちろん，これから受診する医療機関を探している人，医療関係者，患者紹介先のドクターなど様々です。だからこそ，トップページは多様なニーズの人に10秒で興味をもってもらえるページを意識します。そう考えると，機能としては「目次」としての機能が最適だと言えます。

トップページの上部は，あらゆるナビゲーションのメニューやボタンに加え，どのような特色を持つ医療機関なのかなどを明示する必要があるということになります。

パソコンサイトのトップページ例

次頁の図は，パソコンのトップページのレイアウト例です。

トップページに記載する要素としては，以下のような項目になります。

- ①住所やクリニック名，電話などが記載されているヘッダー
- ②上部メニュー
- ③メインイメージ・スライド・コピー
- ④サイドメニュー
- ⑤お知らせ
- ⑥クリニックの特徴
- ⑦治療について
- ⑧ポリシー
- ⑨アクセス
- ⑩診療時間
- ⑪紹介先・提携先
- ⑫住所や医院名，電話などが記載されているフッター

パソコンのサイトはスマートフォンのサイトに比べて幅が広く，両側にサイドメニューなどを配置することができます。

画面の左上を基準として作成

多くの人は，インターネットを閲覧する際に左上から目線をスタートさせます。よって，パソコンのオフィシャルサイトについては，画面の左上を基準につくります。基本的にページの左側に重要な文字などを配置するのが望ましいレイアウトです。

ですから，①についてはクリニック名など，まず目に留めてほしい情報を左に配置しておくことが重要です。この部分には，クリニック名だけでなく電話番号，休診日，診療時間などの情報を配置します。クリニック名が左にあれば，あとは比較的自由に配置してよいのですが，目立たせたい情報は色や文字の大きさなどのメリハリをつけて配置することが肝心です。予約システムへの誘導もこの①のどこかに配置するのがよいでしょう。

②の上部メニューは，クリニックの基本的な情報へアクセスするためのナビゲーションとして使います。医師紹介のページや，アクセス・地図，診療時間，施設案内などのページへの誘導を目的としたメニューを配置しましょう。

③は一番重要なポジションです。オフィシャルサイトは10秒が勝負というお話をしましたが，このメインイメージで自院がどのようなクリニックかを一目でわかるように伝える必要があります。どのようなイメージを選ぶのかは，次項の「トップペー

パソコンサイトのトップページ例

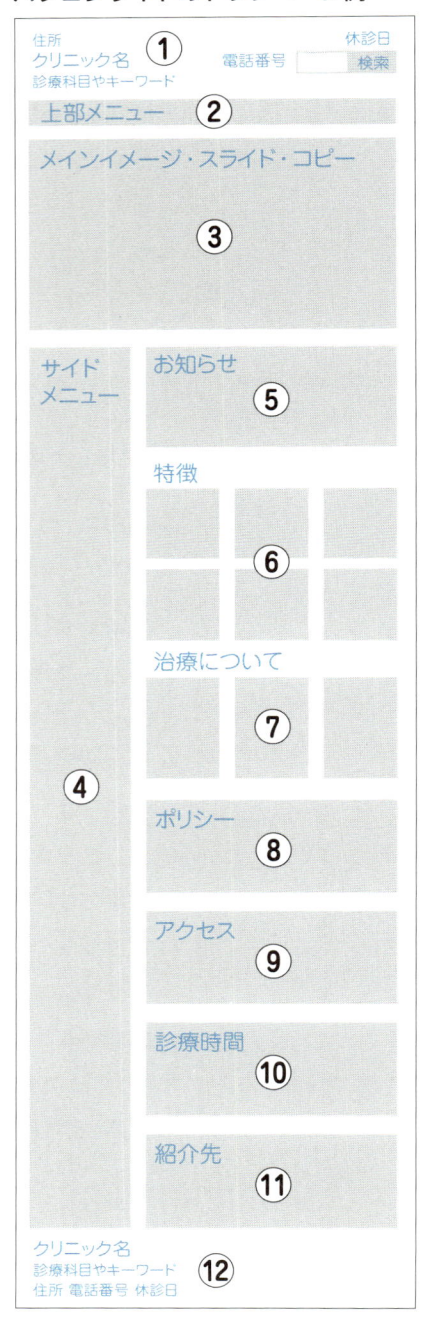

ジのイメージは最重要」(p.64参照) で詳しく説明します。

　④のサイドメニューは，②で誘導しきれなかった項目を配置し，それぞれのページへナビゲーションする役割です。基本的には，疾患ごとにつくったページ（第6章「診療科目別ページ構成案」p.133参照）やblogなどが該当します。

　⑤は，休診情報，更新履歴などのトピック的なお知らせを記載する部分です。

　⑥〜⑪については，オフィシャルサイト全体を簡単に説明するための要約部分と思って下さい。たとえば，⑥の特徴であれば，クリニックの特徴をいくつか画像つきで簡単に説明して，最終的に詳細ページへ誘導します。トップページですべてを語らないのがポイントです。これは⑧のポリシーについても同様です。クリニックで大切にしていることのまとめを3〜4行程度記載し，院長挨拶などに誘導します。

　⑦の治療については，クリニックで行っている治療内容について記載します。この部分は，患者さん目線というよりは，Google目線（SEO対策）になるかもしれません。内科であれば，「風邪，扁桃腺炎，発熱，疲れ・疲労，だるい，体重減少，立ちくらみ，食欲不振・減退，花粉症，蕁麻疹……」のように病名や病状を列挙して，「当院はこんな症状の患者さんを診ます」という表記をします。耳鼻科や整形外科なら，「鼻の症状」や「腰の症状」というように体の部位別にタイトルをつけて症状や病名を記載してもよいでしょう。上の内科の例では，病名と症状を一緒くたに記載していますが，それぞれを分けても問題ありません。この部分はとにかく，自院に関わりのあるあらゆる病名や症状を数多く記載したほうが有利です。

　⑨のアクセスについては，前述のように地図を掲載することを想定していますが，地図周辺に最寄り駅から徒歩何分という記述を付けることによって「最寄り駅」のキーワードをトップページに記載できるという検索サイト対策のテクニックもあります。この情報は，できれば①のヘッダー部分でも記載して下さい。さらに⑫のフッターでも同様の記載をします。わざとらしい繰り返しはNGですが，必要な位置に必要なキーワードを配置することは問題ありません。

　⑪の紹介先・連携先は，病院名をクリックするとリンク先の当該病院にジャンプさせるのがよいでしょう。リンクに際して，公開されているサイトであれば特に許諾の必要はありませんが，実際に患者さんを紹介する場合に備えて，病院の連携室などにひと声かけておくと安心です。

　⑥〜⑪の項目の順番については，これといったルールはありません，自院で大事だと思う順番に記載しましょう。

⑫のフッターについては，ヘッダーに記載した情報やクリニックの基本的な情報などをまとめて記載します。①のヘッダーと同じ情報の繰り返しでも構いません。

スマートフォンサイトの表示例

スマートフォンサイトの場合も，基本的な考え方はパソコンサイトと同様です。ただし，パソコンより横幅が狭い端末で閲覧するので，④のサイドメニューはなくなり，基本的には縦に1本の長いページを意識します。

右図が表示例です。ポイントとしては，スマートフォンなどに表示された際に，①から③までが1画面に収まっているのが望ましいです。電話については画面の貼り付けなどにはせず，タップしたら電話がかけられるようにすることも重要です。②のメニューについては，ボタンを押したときに下に伸びて展開できるようにするなどして，普段はコンパクトに表示するほうがよいです。また，ページのどの位置にいても，常にメニューが上部に表示されるようにすることで利便性が格段に高まります。

サイトの中盤から下部については，比較的速くスルスルと閲覧されることを想定して，タイトルの表示などにメリハリをつけて構成することが大切です。

**スマートフォンサイトの
トップページ例**

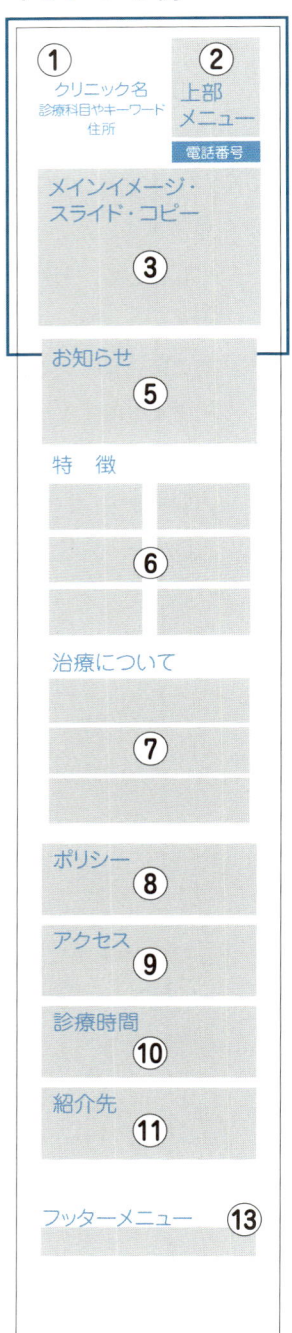

固定されたメニューやボタンをつける

⑬のフッターメニューについては，パソコンのサイトにはない部分です。②の上部メニュー同様，ページのどの位置を閲覧していても，常に最下部に固定で表示されているものです。この部分は，電話や予約，地図ページなど，よく閲覧されるページへの誘導を意識して，3～5個程度ボタンが表示される形式にしましょう。つまり，下図のように画面の上部と下部に常に固定のメニューやボタンを配置して，重要なページへ容易にアクセスできるようにするというわけです。

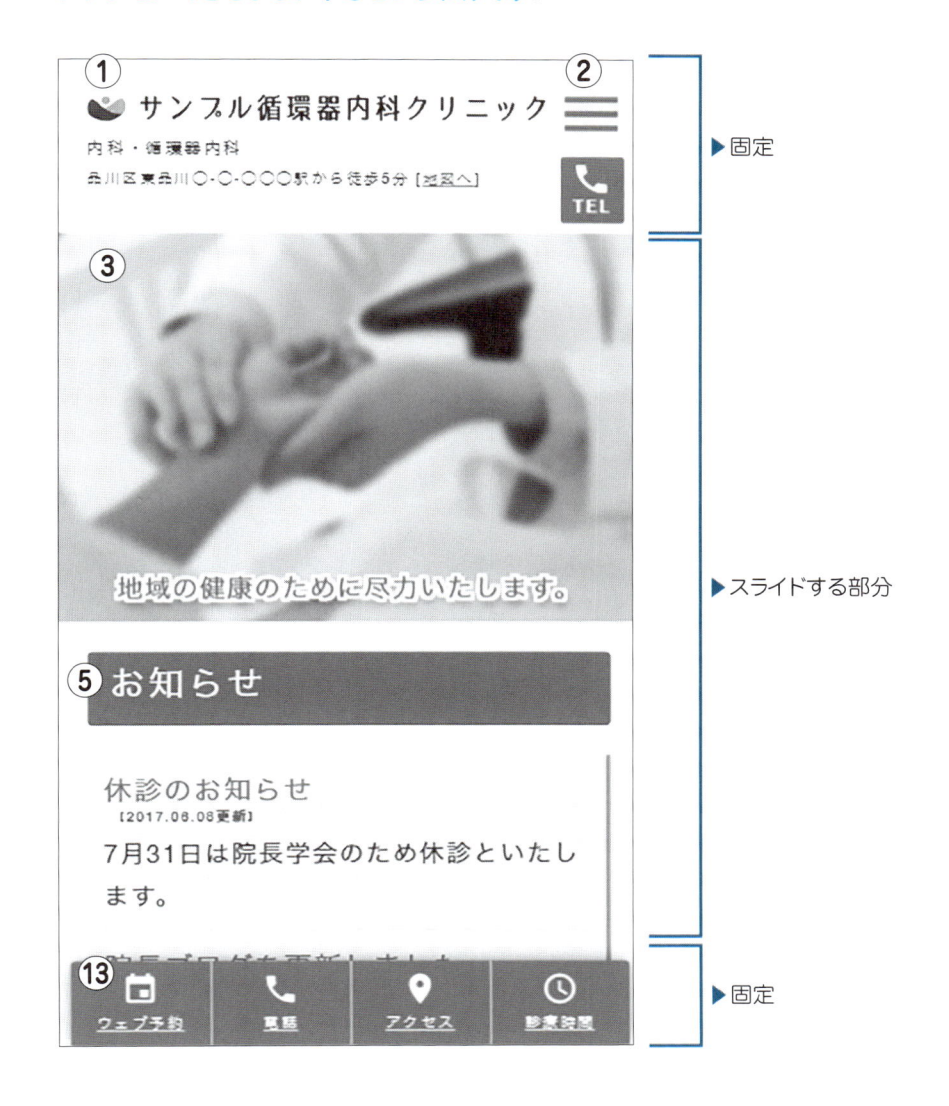

トップページのイメージは最重要

　前項のパソコンサイトのトップページ例にもあったように，基本情報や上部（ナビゲーション）メニューの次にくるのがメインイメージの部分です。パソコン，スマートフォンともに，トップページに大きな画像など（メインイメージ）を掲載して，その場所に自院の特徴などを記載するのがオフィシャルサイトの王道です。ここは目立つようにつくり，かつ自院の特徴をわかりやすく見せる必要があります。前述のように「最初の10秒」で印象づけることを意識してイメージを選びます。さらに，新患獲得の確率を高くするためには，以下2つのポイントに注力していくことが重要です。

- ① ハード（建物や内装）ではなく人を配置する
- ② 専門性（診療内容）を明らかにする

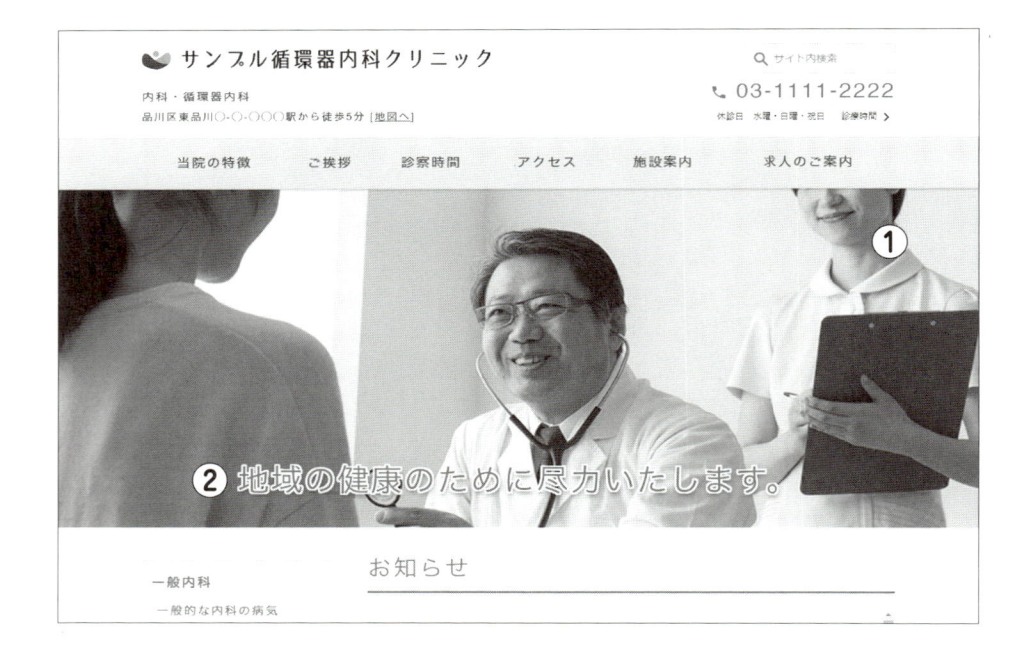

① ハード（建物や内装）ではなく人を配置する

　開院時にオフィシャルサイトを作成する場合，建物や内装（ハード）がキレイなので，それをメインイメージに据える人が多く見受けられます。それもクリニックの売りの1

つとして悪いことではないのですが，インターネットの世界の常識として，イメージ画像に人が配置されていたほうがクリックされやすい，また，意思決定されやすいという傾向があります。オフィシャルサイトのメイン部分もこの法則に則って，「人」を配置するほうが好印象を与えます。

できれば前頁の図のように患者さんが特定できないアングルでの院長の診察風景を掲載できると親近感を持ってもらえます。実際に勤務している受付スタッフや看護師を登場させるのも親しみを感じさせるイメージ戦略としては悪くありません。ただし，パートタイム契約のスタッフの場合は，退職や休職などによる写真の差し替えの手間が生じるので，院長が自ら登場するのが無難です。

②専門性（診療内容）を明らかにする

メインイメージの有効性を高めるために，トップページの中で「専門性や診療内容を明らかにする」ことも重要です。院長の専門とする分野の具体的な疾患を挙げて，どのような検査・治療を実施しているのかを明らかにするとよいでしょう。

ただし，専門性を打ち出しすぎると，その他の患者さんが敬遠してしまうでの注意が必要です。たとえば，一般小児科を標榜しながら，アレルギー疾患を強調しすぎると，予防接種や乳幼児健診を受ける人が来院をためらう可能性があります。それでよいという方針ならば問題ありませんが，標榜診療科全域の患者さんをカバーすることを意識するなら，「当院は一般的な小児科診療のほか，アレルギー疾患の治療にも力を入れています」という書き方で敷居を低くしましょう。

費用や治療期間の詳細を明示して患者さんの不安を解消する

　来訪者の目に留まるトップページができたら，さらに滞在してもらえるように充実したわかりやすい情報を提供することに力を注ぎましょう。患者さんが情報として重視する要素に「受診費用」と「治療期間」があります。風邪などのメジャーな疾患であれば，治るまでの期間はある程度の見当がつきますが，初めて受診する疾患については，費用や治療期間がどのくらいかかるのか不安を感じるものです。そんな患者さんの不安を軽減させると同時に，治療の透明性を担保する意味でも，費用と期間を明記するのは効果的な対応です。

　とはいえ，クリニックで扱う診療の保険点数をすべて書くわけにもいかないので，保険適用外診療（自由診療）など，価格についての問い合わせを受けそうな内容に絞って掲載するとよいでしょう。特に自由診療については，広告ガイドライン（第3章 p.86 参照）で明記するよう規定があるので，漏れのないようにして下さい。

> **費用や治療期間を明確にすべき分野**
> ・予防接種
> ・検診や検査（オプションがあればそれも記載）
> ・AGA（男性型脱毛症）治療
> ・にんにくやプラセンタなどの注射
> ・禁煙外来，セカンドオピニオン外来などの特殊外来
> ・手術
> ・美容関連の施術　など

　当然，患者さんの症状には個別性がありますから，費用や治療期間を固定化して記載するのが難しい場合があると思います。そうした場合は幅を持たせて，概ねこれくらいという記載が無難です。たとえば禁煙外来であれば，「2カ月間で15,000円程度」のような形での記載がよさそうです。なお，こういった表記は広告ガイドラインでも認められています。

　検診や検査などについては，開始から終了まで何時間くらいかかるのかを明示し，また事前に予約が必要かどうかについても記載が必要です。

院長やスタッフのプロフィールを掲載する

どんな医師に診てもらうのかというのも，患者さんにとっての大きな関心事で，受診動機にも影響する要素の1つです。誰もが実績のある専門医に診てもらいたいと思いますし，逆に医師にとっても，自身の強みが発揮できる患者さんに受診してもらいたいでしょう。そのためにも，院長や所属医師のプロフィールをしっかり掲載しましょう。

プロフィールといっても，仰々しいものではなく「出身大学と医局，略歴」「専門医資格」「所属学会」の3つを基本に揃えるくらいでよいでしょう。同一医療圏の中核病院などでの勤務経験があれば，患者さんからみればスムーズな連携が連想され，受診動機になることが期待できます。

ご自身の情報を公にすることに抵抗感がある人もいると思いますが，患者さんへ安心を提供することが目的であると念頭に置き，できる限りの情報を掲載しましょう。

ちなみに，インターネットで広告を出稿する場合については，プロフィールに出身大学だけでなく卒業年度の記載がないと，出稿が受け付けられない場合もあるので注意が必要です。

院長の写真を掲載する

プロフィールに比べ，写真の掲載については必須ではありませんが，やはり院長の写真が掲載されている場合とそうでない場合を比べると，患者さんに与える安心感が違います。ところが，多くの院長から「自分は写真写りがよくないから出したくない」という，なんとももったいない言葉が聞かれます。しかし，実は写りがよくないのではなく，キチンと撮っていないだけなのです。

人の第一印象が決まるまでの時間は，数秒〜十数秒だと言われています。患者さんもみなさんの写真を見て，来院する気になるかもしれません。患者さんにとって，どんな先生に診てもらうかは重要なポイントですので，素敵な印象を与えるために，ぜひオフィシャルサイトに掲載する写真はこだわってみて下さい。

できれば，スタジオでプロに撮ってもらったものを掲載するのがよいのですが，多忙で時間がとれない院長も多いと思います。それならば，身近な人にスナップ写真を撮ってもらいましょう。以下に，素人でもそれなりのものが撮れる「コツ」を伝授します。

撮影のコツその①

明るい部屋で背景をぼかす

右図は理想的な撮影の配置を俯瞰したものです。まず、バックの壁から1m程度離れるようにして下さい。壁に近いと、影が映り込んでしまうことがあります。壁は白でなくても構いません。医学書が並んでいる棚でもよいでしょう。また、一眼レフカメラなどでの撮影なら、レンズのF値と呼ばれる「絞り」を開放（数字を小さく）にして撮ると、適度に背景がぼやけて被写体が際立ちます。

今は、スマートフォンでもダブルレンズ型のものを中心に背景をぼかして撮る機能がついている機種があるので、一眼レフカメラがなくても、十分よいものが撮れます。

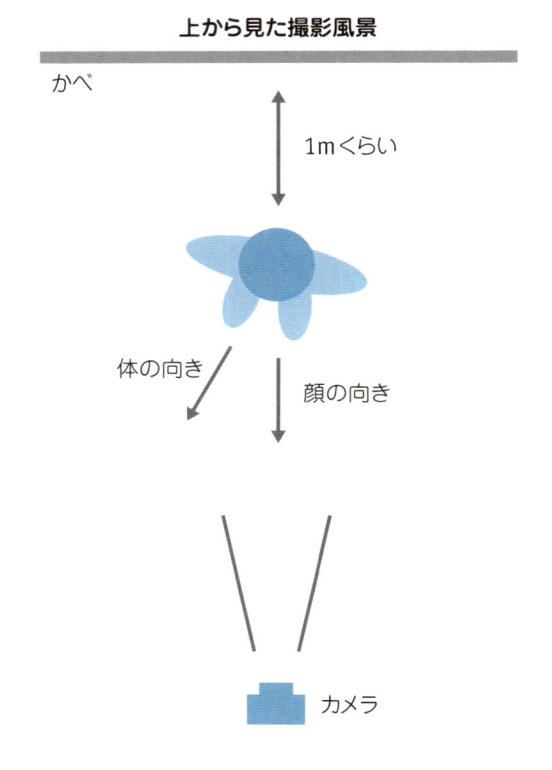

上から見た撮影風景

かべ

1mくらい

体の向き　　顔の向き

カメラ

また、部屋全体を明るくすると赤目や不自然な濃淡を防ぐことができます。できれば、たくさんの方向から光が入るようにするとベストです。

部屋が暗く、やむをえずストロボを使用する場合は、外付けのストロボを用意し、被写体ではなく白い天井に向けて照射（バウンス）させて撮るようにして下さい。

身体の位置ですが、正面からのアングルで顔はカメラを、体はやや斜めを向いて撮ると硬さが取れ、自然な雰囲気になります。くれぐれもだらしない印象を与えないよう、モデルになった気分で格好を付けて撮って下さい。あくまで筆者の経験則ですが、思い切り格好を付けて撮ったほうが何十倍もイイ男、イイ女に見えるものです。

撮影のコツその②

広めの構図で笑顔！

　次に大切なのは写真の構図です。右図のように，**体の中心を意識して，左右と上部に適度な余白をとりましょう。** ある程度の余白がないと，窮屈さが出てしまいます。

　写真はあとからトリミング加工ができるので，できるだけ全身を入れて撮影したほうがよいのですが，少なくとも，「へそ」から上あたりを画面に収めるようにしましょう。

　服装については，普段診療するときの服装が一般的ですが，患者さんに印象づけたいコンセプトがあれば，スーツや普段着でも構いません。**表情はもちろん笑顔です。**

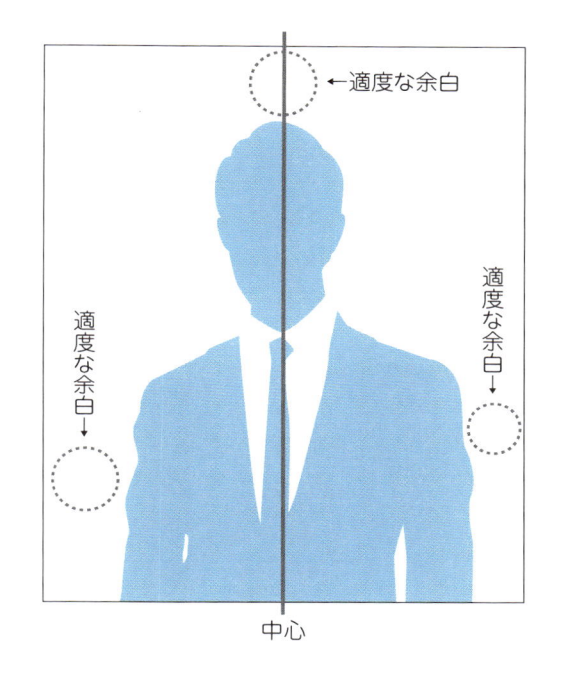

←適度な余白

適度な余白→

適度な余白→

中心

患者さんに向けて親しみを込めた優しさを意識してみましょう。

　プロのカメラマンによる撮影でも，1シーンで20～30枚撮ることは珍しくありません。素人であれば，なおのこと**たくさんの枚数を撮って下さい。** デジタルカメラではフィルムを現像する必要はありませんし，いろいろな表情とポーズで納得いくまで何十枚でも撮って選択の幅を広げましょう。

　こうして撮った何十枚もの写真の中から掲載写真を選ぶ際は，いつも院長の診察姿をよく見ており，患者さんに好印象を与えるための視点ももっている自院のスタッフに選んでもらうのも一考です。

スタッフの紹介

　院長だけでなく，**院長以外のドクターや看護師，コメディカルスタッフの情報を掲載する**のもおすすめします。リハビリを行っているクリニックであれば，患者さんは医師同様，リハビリスタッフとも多くの時間を過ごします。また，それだけでなく，スタッ

フにとってクリニックの一員としてオフィシャルサイトに掲載してもらえることは，スタッフのクリニックへのロイヤリティー（愛着心）を高めることにも役立ちますし，採用の応募数を増やすことにも貢献します。

　スタッフについては詳細なプロフィールは必要ありません。また，写真については掲載したほうがよいですが，賛同が得られないケースも多くあります。そんなときは，イラストで掲載するという方法もあります。描いてほしい人の写真を送ると，イラストにしてくれるインターネットサービスがあり，1枚数千円程度で依頼できます。

　一度イラストにすると，オフィシャルサイトだけでなく，名刺や院内報，SNSなどにも流用できるので依頼する価値があるでしょう。

診療時間表や診療カレンダー，医師担当表をつくる

　患者さんにとって，何曜日の何時〜何時まで診療しているのかは，知りたい情報のなかでもトップクラスです。そのため，診療時間表や診療日に関するカレンダーなどをオフィシャルサイトのわかりやすいところに掲載しておきましょう。

診療時間表

　診療時間表は，下表のような形がスタンダードです。

	月	火	水	木	金	土
9:00〜12:00	○	○	○	―	○	※
15:00〜18:00	○	○	○	―	○	―

※土曜午前は9:00〜13:00

　担当医師を表記したり，時間が複雑になる場合は下表のようになります。

	月	火	水	木	金	土
9:00〜12:00	院　長 副院長	院　長 副院長	院　長 副院長	院　長 ※第2，第3木曜のみ	院　長 副院長	院　長 副院長
15:00〜17:00	院　長 副院長	副院長	院　長 副院長	―	副院長	副院長
17:00〜19:00	院　長	―	副院長		副院長	―

この場合，横幅の広いパソコンでは問題なく表示できると思いますが，スマートフォンで表示すると，1枠の横幅がせまくなり，文字が入りづらくなります。対策としては，下表のように縦行と横行を入れ替えて縦に長くすることで改善できる可能性があります。

改善例

	午　前 9:00〜12:00	午　後 15:00〜18:00	夜　診 17:00〜19:00
月	院　長 副院長	院　長 副院長	院　長
火	院　長 副院長	副院長	―
水	院　長 副院長	院　長 副院長	副院長
木	院　長 ※第2, 第3木曜のみ	―	―
金	院　長 副院長	副院長	副院長
土	院　長 副院長	副院長	―

　診療時間に限らず，表を入れる際は横幅のせまいスマートフォンで見やすいかどうかという点に気配りをして組み立てる必要があります。

　上表では，時間の横軸を3つに区切りましたが，下表のように診療科目を横軸に置いてもよいでしょう。

	内　科		皮膚科	
	午　前	午　後	午　前	午　後
月	○	○	○	○
火	○	○	休	休
水	○	○	○	○
木	○	休	○	休
金	○	○	○	○
土	○	休	休	休

診療カレンダー

　ひと月ごとのカレンダーを表示して，不規則な休診日などをお知らせしたいというクリニックも多いと思います。

　しかし，毎月のカレンダーを別途作成するのは面倒な作業です。また，カレンダーの特性上，月曜から日曜日までの横列と1週目から最大5週目までの縦行が必要になるので，スマートフォン対策を考えると，1マスの中に入れられる文字は日付くらいになってしまいます。その場合は，下図のように色分け表示するのがベストです。

			2018年　10月			
月	火	水	木	金	土	日
1	2	3	4	5	6	7
8	9	10	11	12	13	14
15	16	17	18	19	20	21
22	23	24	25	26	27	28
29	30	30				

■ 休診日　■ 午後休診　■ 午前休診

　また，下表のように上から日付順に表にすることで，スマートフォンでも見やすい表示にできます。

	午　前 9:00〜12:00		午　後 15:00〜19:00	
	1診	2診	1診	2診
5月2日（月）	院　長	副院長	院　長	副院長
5月3日（火）	休	休	休	休
5月4日（水）	休	休	休	休
5月5日（木）	休	休	休	休
5月6日（金）	院　長	副院長	院　長	—
5月7日（土）	院　長	大学病院派遣医師	—	—
5月9日（月）	院　長	副院長	院　長	副院長

アクセス（地図・案内図）ページをつくる

クリニックへの案内地図は，今はGoogle Mapをはじめとした様々なツールを貼り付けることで対応できます。Google Mapを利用する場合は，Google MapのWebサイト（https://www.google.co.jp/maps）にアクセスし，自院の住所を検索窓に入力すると下図のような画面が表示されます。

次に画面内の「共有」というボタン（下図 1）をクリックして開いたウィンドウ内の「地図を埋め込む」タブ（次頁，図 2）をクリックし，Webサイト埋め込み用のhtmlコード（次頁，図 3）をコピーして，オフィシャルサイトに貼り付ければ，Googleの地図をページ上で表示することができます。

一般的なクリニックのオフィシャルサイトであれば，この埋め込みコードの使用許諾を取得する必要はありません。

Google Mapを貼り付けることのメリットは，スマートフォンで閲覧した際に，地図をクリックすると自動的に地図アプリが立ち上がり，現在地からのナビゲーションとして活用できる点です。また，Webのサービスなので地図が常にアップデートされており，自院側で改修する必要がないという点も便利です。

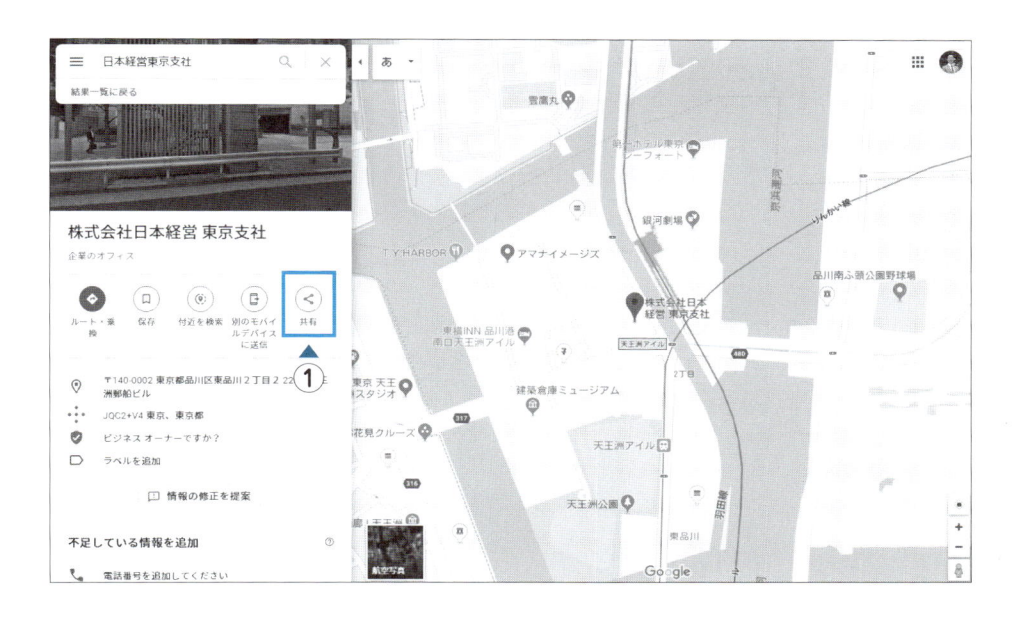

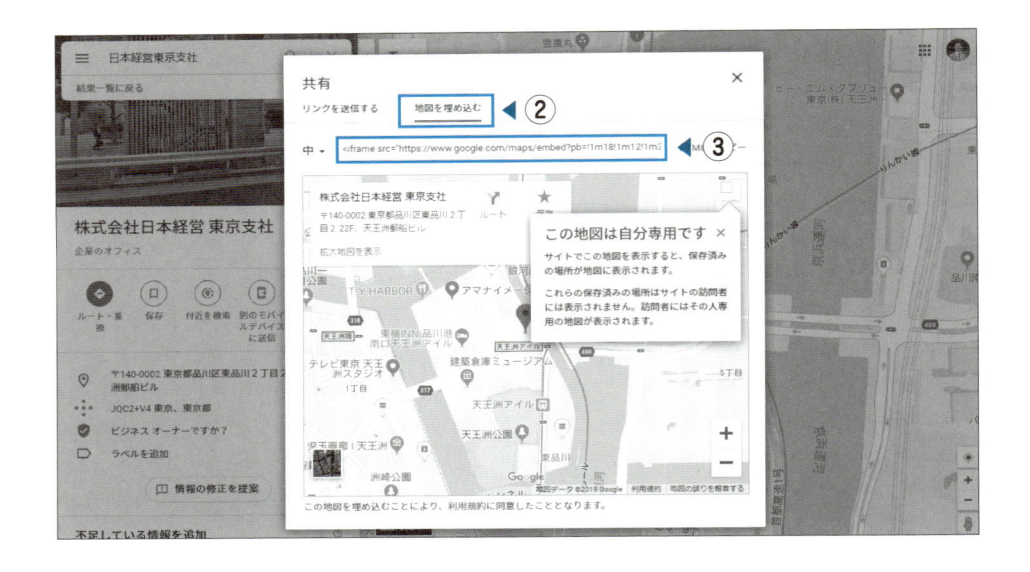

　しかし，Google Mapは実寸に基づいた地図であるため，全ての道を表示してしまいます。周辺の道が入り組んでいる場合などは逆にわかりにくいかもしれません。その場合は，別にイラストで簡略化した地図を作成することをお勧めします。最寄り駅からの徒歩経路だけを表示したり，駐車場の台数や，目印を入れたりすることもできますし，何といっても感覚的な距離を投影することができます。

　もちろんこの場合でも，クリックでGoogle Mapなどの地図サイトにジャンプする設定は忘れないで下さい。それだけで利便性が大きく変わります。

　今回はGoogle Mapを例に挙げていますが，Yahoo!の地図でも，他の地図サイトでもやり方はほとんど変わりません。

診察予約システムで受診しやすさをアピールする

トップページを見て，受診へのハードルが低そうだと判断してもらえることも大切なことではないでしょうか。たとえば，トップページに予約ページのボタンを配置することで，患者さんは待ち時間が少なそうだと判断します。

診察予約は，スマートフォンの普及とともにより身近なものになってきています。予約制にすると，かえって時間に追われるというイメージは過去のものです。昨今は様々な設定ができる医療機関向けの診察予約システムが各社から登場しています。日時や診療内容を選べるタイプから，シンプルに順番取りができるシステムまであります。患者さんの利便性もよいため，スマートフォンに対応した予約システムを導入しているクリニックが選ばれる時代になってきました。

診察予約システムはインターネットと親和性が高い

かつての診察予約は電話によるものがほとんどでしたが，今はインターネット予約が主流になりつつあります。採用するシステムにもよりますが，診察時間外でもネットで予約や順番待ちが登録できるシステムは業務の効率化とともにユーザビリティの観点からもぜひ導入したいものです。

診察予約システムでは右図のように，スマートフォンから直接予約ができるようにボタンを配置して，予約画面に誘導するようにしましょう。パソコン・スマートフォンの端末の違いにかかわらず，トップページの目立つ

スマートフォンサイトの予約ボタンの配置例

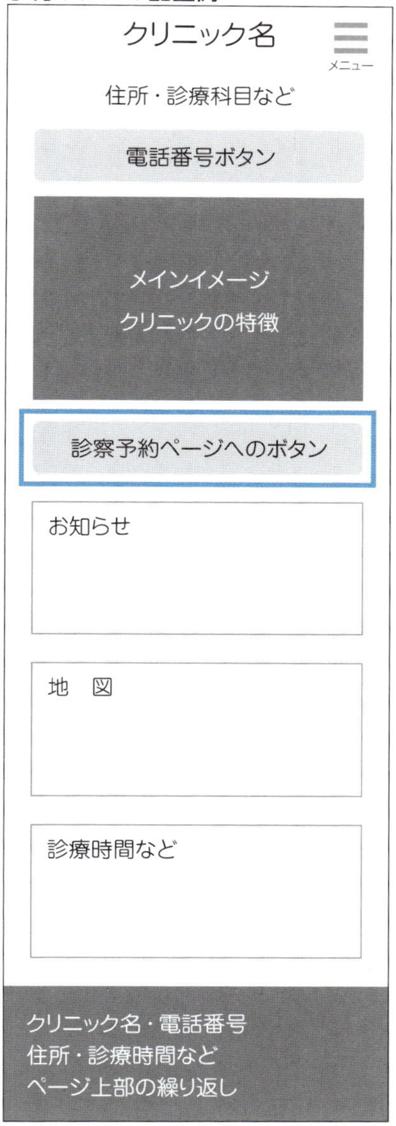

- クリニック名　≡ メニュー
- 住所・診療科目など
- 電話番号ボタン
- メインイメージ　クリニックの特徴
- 診察予約ページへのボタン
- お知らせ
- 地　図
- 診療時間など
- クリニック名・電話番号　住所・診療時間など　ページ上部の繰り返し

位置に配置して，訪問者を迷わせない工夫は必須です。

診察予約システムを自院でつくるか，専門業者のサービスを利用するか

インターネットの診察予約フォームは，①自院でつくる方法と，②専門業者のサービスを利用する方法があります。ここでは，それぞれの特徴を紹介します。

①自院でつくる場合

最も簡単な方法は，「公開したメールアドレスで随時予約を受け付ける」方式ですが，常時メールを確認する必要があったり，「今から行きます」といった急な予約に対して対応が難しいケースも想定されますので，現実的な運用には疑問符がつきます。

次に考えられる簡単な方法は，「専用フォームから，日時などを指定して予約する」方式です。つくり方にもよりますが，カレンダーから翌日以降の日を選べるようにすれば，「すぐに行きます」という予約は物理的に受け付けられなくできます。しかし，予約枠を導入したい，時間当たりの人数を設定したい，といった要望が増えるほど複雑なシステムをつくる必要が出てきて，Webサイトの作成業者に任せている場合は，結局はコストに跳ね返ることになります。

院長自らプログラムができるのであればよいのですが（意外とできる先生は多いです），難しいケースも多いと思います。

②専門業者のサービスを利用する場合

診察予約システムはいろいろな条件を設定しようとすると，それだけプログラムが複雑になります。その場合は，専門業者のサービスを利用するのがよいでしょう。たとえば午前中は順番取りだけで，午後の特別外来だけ時間ごとに予約が取れるようにしたり，小児科であれば，予防接種についての予約のみを受け付けたり，「11月1日10時から予約開始」のような告知をすることもできます。

彼らはいろいろなクリニックの導入事例から，日々システムを改善しているので，その知見を利用するとよいでしょう。画面のレイアウトをパソコン用とスマートフォン用で分けて表示するように設計しているシステムも多いので，制作，運用の労力を最小限にするためにも，このようなシステムを導入するのが現実的でしょう。

利用価格は，月額で支払うケースが多いのですが，現状は3,000～15,000円程度が標準的な価格帯になっているようです。

診察予約システムは混雑を平坦化する

　診察予約システムを考えるときに，患者さんにとっての利便性という側面が強調されがちですが，実はクリニックの運営にとっても有用なツールになります。中でも最大のメリットは，混雑の山を平坦化できることです。混み合う午前中に受診したくないという通院患者さんは少なくないでしょうし，患者さん自身も，長時間待って慌ただしく診察してもらうよりは，余裕を持って診てほしいという希望を持っています。そんなときには，午後だけ予約枠を設けるという手法をとれば，急がない患者さんは午後に受診するため混雑の山は平坦化し，午前中の受診環境を改善できます。

　特定の時間帯に混雑が集中すると，患者さんには待ち時間がストレスになりますし，医師やスタッフも精神的な余裕を失い，対応にも影響する可能性があります。よりよい医療サービスを提供する上でも，診察予約システムは有用なのです。

開院時から導入するのがおすすめ

　診察予約システムは，開院して患者さんが増えてから導入しようと考えている人も多いように感じます。確かに経営の身の丈に合わせてシステムを順に導入していくことはよいことです。しかし，将来的に診察予約システムを導入すると決めているのであれば，開院時から導入することをお勧めします。

　診察予約システムを導入すると，受付まわりの動線や業務フローが変わってきます。既に開業している現場に導入すると，たとえばこれまで予約を整理券などで対応してきた場合などは，一気に切り換えることが難しく，整理券配布とネット対応の両方の手間が生じ，スタッフの労力が増えてしまいます。また，今までと違う仕組みが導入されることで，患者さんの混乱を招いてしまう可能性もあります。

　どのようなものでも，新しいシステムを導入する時は，初期に大きな負担がかかるものですが，このような問題からスタッフの反対にあい，結局導入を見送ったというケースも聞きます。開院時に導入すると費用負担は増えますが，スタッフや患者さんのことを考えると，開業当初から導入しておくほうがメリットがあるのです。

Web で問診票を記入してもらう

　問診票についても，スタッフの手間や待ち時間短縮のためにオフィシャルサイトから記入できるようにしているクリニックが増えてきています。

　今はまだ，pdf 形式などになった問診票をダウンロードし，印刷して持って来てもらう形式が多いように感じますが，予約時にオフィシャルサイト上で入力してもらうとさらに利便性が高まります。

診察予約＋問診のシステムを利用する

　診察予約システムの中には，問診まで入力できる機能を搭載したものも多くあります。pdf を印刷して手書きで記入してもらう方式だと患者さんの手間がかかりますし，プリンターがないご家庭だと対応できません。Web でそのまま入力できるようにするほうが，患者さんも助かるはずです。

　さらに，Web で入力した内容が電子カルテに自動で反映されるような仕組みの Web 問診票サービスを提供している業者もあります。問診票をカルテに転記する際，スタッフの手入力だと入力ミスがあるかもしれませんし，手間もかかります。Web 上からそのまま電子カルテにデータとして反映されることは業務効率化にも繋がり，患者さんにとってもクリニックにとっても win-win の結果となります。

問診票で来院のきっかけを調べる

　前述の通り，クリニックの広報活動の成果を知る術として，問診票は重要です。ですから，Web 問診票であっても，「何を見て当院を知ったか」についての質問事項は必ず入れるようにして下さい。

　項目としては，

- ・家族，親戚からの紹介
- ・友人，知人からの紹介
- ・通りかかって知っていた
- ・インターネットで調べた
- ・チラシで知った

などが想定されます。「インターネットで調べた」は，さらに「オフィシャルサイト」「医

療機関紹介サイト」など細分化してもよいです。Googleで調べた，Yahoo!で調べた，SNSで調べた（または見た）など，検索の方法を追加してもよいでしょう。

　厚生労働省が発表した2017（平成29）年度「受療行動調査」をみると，ふだん医療機関にかかる際になんらかの情報を得ている人は，外来で77.7%おり，そのうちの36.5%（「医療機関が発信するインターネットの情報」21.1%，「行政機関が発信するインターネットの情報」3.4%，「医療機関・行政機関以外が発信するインターネットの情報」12.0%の合計）がインターネットを利用しているとわかりました。

（単位：%）

	総数	情報を入手している	情報の入手先（複数回答）										特に情報は入手してない	無回答
			医療機関の相談窓口	医療機関が発信するインターネットの情報	医療機関の看板やパンフレットなどの広告	行政期間の相談窓口	行政機関が発信するインターネットの情報（医療機能情報提供制度など）	行政機関が発行する広報誌やパンフレット	医療機関・行政機関以外が発信するインターネットの情報（SNS・電子掲示板・ブログの情報を含む）	新聞・雑誌・本の記事やテレビ・ラジオの番組	家族・知人・友人の口コミ	その他		
外来	100.0	77.7 (100)	(16.3)	(21.1)	(5.0)	(2.3)	(3.4)	(3.3)	(12.0)	(5.3)	(70.6)	(10.5)	17.2	5.1
入院	100.0	82.6 (100)	(23.9)	(15.8)	(6.5)	(5.6)	(3.1)	(3.7)	(9.8)	(6.1)	(71.9)	(12.1)	14.1	3.3

〔平成29年受療行動調査（概数）の概況（平成30年9月4日 厚生労働省）〕より

　さらに「病院を選んだ理由」では，上位に「交通の便がよい」や「専門性が高い医療を提供している」など，これまで本書でオフィシャルサイトのトップに配置すべき，とお伝えしてきたコンテンツが登場しており，オフィシャルサイトの情報とコンテンツの配置がいかに大切かがわかります。

オンライン診療で幅広い患者さんを獲得する

インターネットを利用して患者さんに選ばれる方法は，オフィシャルサイトのコンテンツを充実させるだけではありません。「オンライン診療」を意識して、来院から継続受診につなげるための工夫も必要になります。

1997年から離島，へき地などの患者に限って認められてきた遠隔診療は，2015年8月の厚生労働省事務連絡によって離島，へき地に限らずに診療が可能になり，2018年の診療報酬改定では，「オンライン診療」と名称が変更になり，診療報酬点数として認められるようになりました。

オンライン診療が導入されることで，患者さんの受診方法の選択幅が広がるわけですから，現在多くの医療機関が導入について検討をしているところだと思います。

導入に必要なシステムを揃える

オンライン診療に欠かせないのが，ビデオ通話システムです。システムに求められる要件は厚労省が出している「オンライン診療の適切な実施に関する指針」（2018年3月）に掲載されていますが，自前で構築するのはなかなか難しいと思いますので，現実的にはWeb上のサービスを利用することになります。

オンライン診療のシステムは，基本的に「患者の登録」「問診機能」「予約機能」「ビデオ通話機能」が備わっていて，患者さんは，スマートフォンにオンライン診療のための専用アプリケーションをダウンロードしてドクターとビデオ通話する形になります。支払いは，患者さんがクレジットカードをアプリケーションに登録して行います。

オンライン診療のシステムをリリースしている企業は10数社ありますが，どれも機能としては上記の基本的な仕組みを兼ね備えており，システムの利用料がそれぞれ設定されています。

ただし，本書発行時点では，オンライン診療に関する点数はまだ充実しているとはいえないのが現状です。今後はオンライン診療に関する診療報酬が充実してくることが予想されています。それに伴い，導入する医療機関も増加し，システムをリリースする企業も増え，選択の幅が増えてくるでしょう。

オフィシャルサイトでPRする

患者さんのオンライン診療に対する知名度はまだ高くありませんが，逆にオフィシャ

ルサイトを使って積極的にPRすることが可能です。なぜならば，今なら取り組む医療機関も少なく，先駆者利益が得られるからです。オンライン診療自体は患者さんが比較的想像しやすい診療なので，オフィシャルサイトで「当院は，ビデオ通話によるオンライン診療を導入しています」とPRし，オンライン診療の流れなどを記載したページに誘導しましょう。

　心療内科のカウンセリングや，AGAなどの自由診療であれば，お互い利便性が高いものになり，増患に一役買ってくれるでしょう。オンライン診療に限ったことではありませんが，これも，「あらゆる広報はオフィシャルサイトに集約せよ」の原則に則っているといえます。オンライン診療の流れや料金などの内容を詳細に記載したページを作成し，そこにオンライン診療に興味のある患者さんを誘導すれば，今までにない新しい患者層の獲得を加速させることが期待できるのです。

3章

医療広告ガイドラインに対応する

3

2018年6月1日より，新しい医療広告ガイドライン（以下新ガイドライン）による広告規制が始まりました。最大の焦点は，これまで広告の扱いを受けなかった医療機関のWebサイトが，広告として扱われるようになったことでしょう。

では，どのような点に気をつけてオフィシャルサイトを作成したり，現在のページを修正すればよいのでしょうか。

医療広告ガイドラインについては下記より閲覧できます。

https://www.mhlw.go.jp/file/06-Seisakujouhou-10800000-Iseikyoku/0000209841.pdf
（医業若しくは歯科医業又は病院若しくは診療所に関する広告等に関する指針〔医療広告ガイドライン〕）

医療広告ガイドラインで気をつけるべき11のこと

2018年に新しくなった医療広告ガイドラインについては，ぜひ一度目を通して欲しいのですが，約40ページにわたる量なので，すべての事項を読み込むのはなかなか難しいと思います。

本章では，新ガイドラインで重要な11の項目に絞ってポイントを解説します。

※注意

本書では，わかりやすく解説をするため「OK」「NG」という表現を利用しています。また，「Aについて広告可能」ということを「A以外についてはNG」という表現に言い換えている箇所があるので，ガイドラインの意図を正確に汲んでいる表現でない場合があることをあらかじめお伝えします。

---

1. 医師略歴中の専門医や学会の表記
2. 自由診療の価格を明示する
3. Before・After画像の記載について
4. 正式に認められていない標榜科目を掲載していないか
5. ○○専門外来という表現を使っていないか
6. アンチエイジングという表現を使っていないか
7. 病人が回復して元気になる姿のイラストを使っていないか
8. 患者の体験談を紹介していないか
9. 著名人が治療を受けている旨を表示していないか
10. 「雑誌や新聞で当院が紹介された」という表示をしていないか
11. SNS，blogも対象になる

1. 医師略歴中の専門医や学会の表記

医師の略歴の中で，専門医や指導医の資格を記載しているクリニックは多いと思います。この点について，新ガイドラインでは規制が入ることになりました。

> **第5-4 (8) ア**
>
> **④当該病院又は診療所において診療に従事する医療従事者の略歴 (抜粋)**
>
> 　記載する事項は社会的な評価を受けている客観的な事実であってその正否について容易に確認できるものであり，専門医や認定医等の資格の取得等は含まれないものとして取り扱うこと。
>
> 　なお，研修については，研修の実施主体やその内容が様々であり，医療に関する適切な選択に資するものとそうではないものの線引きが困難であることから，広告可能な事項とはされておらず，広告が認められていない事項であることに留意すること。

> **第5-4 (8) イ①**
>
> **専門性資格**
>
> a　広告告示第1条第2号イからリに掲げる基準を満たす団体が厚生労働大臣に届出を行った場合は，当該団体が認定するいわゆる専門医等の資格を有する旨を広告しても差し支えないこと。

（医療法第6条の5第3項第8号関係）

　これはつまり，厚生労働省が認めた学会の専門医資格の表示はOKだけど，それ以外はNGということです。厚労省のWebサイトに広告可能な資格名の一覧が掲載されていますのでご参照下さい。また，研修への参加については原則としてすべて記載NGとなります。

https://www.mhlw.go.jp/content/000473391.pdf

研修などについて記載OKとなる場合 (限定解除)

> **第4　広告可能事項の限定解除の要件等**
>
> **1　基本的な考え方 (抜粋)**
>
> 　患者が自ら求めて入手する情報については，適切な情報提供が円滑に行われる必要があるとの考え方から，規則第1条の9の2に規定する要件を満たした場合，そうした広告可能事項の限定を解除し，他の事項を広告することができる。

　新ガイドラインでは，「広告可能事項の限定解除」という仕組みがあります。ガイド

ライン上で「広告可能でない」とされている学会や研修の参加であっても，以下の条件を満たしている場合は，記載が可能になります。

第4−2

広告可能事項の限定解除の具体的な要件

広告可能事項の限定解除が認められる場合は，以下の①〜④のいずれも満たした場合とする。ただし，③及び④については自由診療について情報を提供する場合に限る。

① 医療に関する適切な選択に資する情報であって患者等が自ら求めて入手する情報を表示するウェブサイトその他これに準じる広告であること

② 表示される情報の内容について，患者等が容易に照会ができるよう，問い合わせ先を記載することその他の方法により明示すること

③ 自由診療に係る通常必要とされる治療等の内容，費用等に関する事項について情報を提供すること

④ 自由診療に係る治療等に係る主なリスク，副作用等に関する事項について情報を提供すること

つまり，研修などの記載についてはオフィシャルサイトに問い合わせ先（電話番号，Eメールアドレスなど）が記載されていれば，限定解除の要件を満たしたことになり，記載が可能ということになります。

2. 自由診療の価格を明示する

自由診療については，基本的には価格を明示しなければなりません。

前述の限定解除の要件の中に，「③自由診療に係る通常必要とされる治療等の内容，費用等に関する事項について情報を提供すること」という記載がありますが，当該部分の補足説明部分に次のような表現があります。

第4-2

広告可能事項の限定解除の具体的な要件（補足説明）

　③は，自由診療は保険診療として実施されるものとは異なり，その内容や費用が医療機関ごとに大きく異なり得るため，その内容を明確化し，料金等に関するトラブルを防止する観点から，当該医療機関で実施している治療等を紹介する場合には，治療等の名称や最低限の治療内容・費用だけを紹介することにより国民や患者を誤認させ不当に誘引すべきではなく，通常必要とされる治療内容，標準的な費用，治療期間及び回数を掲載し，国民や患者に対して適切かつ十分な情報を分かりやすく提供すること。標準的な費用が明確でない場合には，通常必要とされる治療の最低金額から最高金額（発生頻度の高い追加費用を含む。）までの範囲を示すなどして可能な限り分かりやすく示すこと。

　また，当該情報の掲載場所については，患者等にとって分かりやすいよう十分に配慮し，例えば，リンクを張った先のページへ掲載したり，利点や長所に関する情報と比べて極端に小さな文字で掲載したりといった形式を採用しないこと。

　この補足が言いたいのは，自由診療について掲載するのはよいけれど，詳細な価格を見やすいように明示しなさい，ということです。価格表一覧のページがあるオフィシャルサイトをよく見ますが，基本的には，それぞれの診療のページにも価格を明示するほうがよいでしょう。

3. Before・After画像の記載について

　2018新医療広告ガイドラインが議論されている中で，一度は禁止となりましたが，条件付きで記載ができることになりました。

　「第7回医療情報の提供内容等のあり方に関する検討会」の資料②「省令（案）について」からの抜粋です。

　https://www.mhlw.go.jp/file/05-Shingikai-10801000-Iseikyoku-Soumuka/0000186385.pdf

　次頁の図の通り，「詳細な説明文（具体的な治療内容，副作用，リスクなど）がある」という条件付きで掲載が認められるということです。

対応方針案

○ 法改正の契機や検討会でのご意見も踏まえ，「治療などの内容又は効果について，患者等を誤認させるおそれがある治療等の前後の写真等の広告をしてはならないこと」を禁止事項として省令に規定する。

○ また，ガイドラインに，次のように明示する。

【禁止される例】術前術後（手術以外の処置等を含む。）の写真やイラストのみを並べ，説明が不十分なもの

【禁止されない例】術前術後（手術以外の処置等を含む。）の写真に詳細な説明を加えたもの

【禁止対象の例】

術前の写真 → 術後の写真

説明不十分

【禁止対象外の例】

術前の写真 → 術後の写真

詳細な説明あり（具体的な治療内容，副作用，リスク…）

4. 正式に認められていない標榜科目を掲載していないか

標榜科目についても，記載してはいけない科目が具体的な名称で明示されています。

第5−4 (2) (ⅴ) ②　広告することができない診療科名の表示について

◎医科に関係する名称

「呼吸器科」，「循環器科」，「消化器科」，「女性科」，「老年科」，「化学療法科」，「疼痛緩和科」，「ペインクリニック科」，「糖尿病科」，「性感染症科」など

◎歯科に関係する名称

「インプラント科」，「審美歯科」など

　なお，これら法令に根拠のない名称と診療科名とを組み合わせた場合であっても，その広告は認められない。

　歯科ではよく「審美歯科」と表示しているケースがありますが，今後は標榜科目として表示するのはNGとなります。ただし，こちらも前述の限定解除ができるようですが，そもそも正式に認められていない標榜科目を掲載するメリットがあまりありませんので，原

則に従い，記載はしないほうがよいでしょう。

かつての名残で「呼吸器科」や「消化器科」としている場合

2008（平成20）年4月1日から，たとえば，「循環器」「呼吸器」などの標榜名は「内科」などを付けて「循環器内科」「呼吸器内科」などとするように，医療機関の標榜診療科名の見直しが行われました。

その際の経過措置として，「平成20年4月1日より前に標榜している科名については，引き続き標榜することができる」とされました。しかし，「看板を換える場合や新たに広告するまで」と補足されていますので，オフィシャルサイトをリニューアルする場合は「新たに広告する」とみなされるので標榜を変更する必要があります。

5. ○○専門外来という表現を使っていないか

○○外来というキーワードは，医療機関の中でもよく使われるキーワードです。表現として使いやすいということもあって，筆者の顧客でも，睡眠外来，不妊外来などの名称を使うケースが多くあります。ところが，これを「睡眠専門外来」としてしまうと，とたんにNGとなります。

第3-1（1）

広告が可能とされていない事項の広告（抜粋）

専門外来

専門外来については，広告が可能な診療科名と誤認を与える事項であり，広告可能な事項ではない。（ただし，保険診療や健康診査等の広告可能な範囲であれば，例えば，「糖尿病」，「花粉症」，「乳腺検査」等の特定の治療や検査を外来の患者に実施する旨の広告は可能であり，専門外来に相当する内容を一律に禁止するものではない。）

ただし，こちらについても限定解除の対象となっており，Webサイトであれば記載が可能です。その他の広報物についても「○○専門外来」という表記なしで専門性の高さをアピールするコンテンツ内容にするのはOKということですので，「専門」という表現に気をつけて書けば広告可能となるようです。

6. アンチエイジングという表現を使っていないか

　アンチエイジングという表現は，名称だけでなくキャッチフレーズでも一切禁止とされています。たとえ文中のキーワードとしての表示でもNGのようです。

> **第2−3　暗示的又は間接的な表現の扱い**
> **ア 名称又はキャッチフレーズにより表示するもの**
> **【具体例】**
> **①アンチエイジングクリニック又は（単に）アンチエイジング**
>
> 　アンチエイジングは診療科名として認められておらず，また，公的医療保険の対象や医薬品医療機器等法上の承認を得た医薬品等による診療の内容ではなく，広告としては認められない。

7. 病人が回復して元気になる姿のイラストを使っていないか

　治療の効果に関する内容は広告可能とされておらず，回復や治癒を連想させるようなイラストの使用はNGです。

> **第2−3　暗示的又は間接的な表現の扱い**
> **イ 写真，イラスト，絵文字によるもの（例）**
> **②病人が回復して元気になる姿のイラスト**
>
> 　効果に関する事項は広告可能な事項ではなく，また，回復を保障すると誤認を与えるおそれがあり，誇大広告に該当するので，認められない。

8. 患者の体験談を紹介していないか

　治療が終了したり，通院した患者さんの体験談を紹介するのはNGです。

> **第3−1（5）**
>
> **患者等の主観に基づく，治療等の内容又は効果に関する体験談**
>
> 　省令第1条の9第1号に規定する「患者その他の者の主観又は伝聞に基づく体験談を広告をしてはならないこと」とは，医療機関が，治療等の内容又は効果に関して，患者自身の体験や家族等からの伝聞に基づく主観的な体験談を，当該医療機関への誘引を目的として紹介することを意味するものであるが，こうした体験談については，個々の患者の状態等により当然にその感想は異なるものであり，誤認を与えるおそれがあることを踏まえ，医療に関する広告としては認められないものであること。
>
> 　これは，患者の体験談の記述内容が，広告が可能な範囲であっても，広告は認められない。
>
> 　なお，個人が運営するウェブサイト，SNSの個人のページ及び第三者が運営するいわゆる口コミサイト等への体験談の掲載については，医療機関が広告料等の費用負担等の便宜を図って掲載を依頼しているなどによる誘引性が認められない場合は，広告に該当しないこと。

　ただし，個人や第三者が運営しているWebサイトで，かつ医療機関が便宜を図っていない（＝広告料などを負担していない）サイトでの体験談は問題ありません。

9. 著名人が治療を受けている旨を表示していないか

　著名人や芸能人が当院で治療を受けていますよ！！　というのはNGな表現です。

> **第3−1（3）**
>
> **他の病院又は診療所と比較して優良である旨の広告（比較優良広告）（抜粋）**
>
> 　特定又は不特定の他の医療機関（複数の場合を含む。）と自らを比較の対象とし，施設の規模，人員配置，提供する医療の内容等について，自らの病院等が他の医療機関よりも優良である旨を広告することを意味するものであり，医療に関する広告としては認められないものであること。
>
> 【具体例】
> ・「芸能プロダクションと提携しています」
> ・「著名人も○○医師を推薦しています」
> ・著名人も当院で治療を受けております。

10. 「雑誌や新聞で当院が紹介された」という表示をしていないか

下記の条項より，雑誌や新聞で取り上げられた旨を記載することはNGです。

> **第2-3　暗示的又は間接的な表現の扱い**
>
> **ウ　新聞，雑誌等の記事，医師，学者等の談話，学説，体験談などを引用又は掲載することによるもの**
>
> 【具体例】
> ②雑誌や新聞で紹介された旨の記載
> 　自らの医療機関や勤務する医師等が新聞や雑誌等で紹介された旨は，広告可能な事項ではないので，広告は認められない

11.　SNS，blogも対象になる

オフィシャルサイトではなく，SNSやblogも規制の対象になるの？　という質問をよく受けますが，医療機関が運営していることが明確な場合は，どちらも第2-5エ「インターネット上の広告」という表現に含まれると解釈されます。

迷ったら管轄の保健所などに問い合わせる

厚生労働省のWebサイトには「医療に関する広告についてのご相談は，医療機関を所管する自治体の窓口にご連絡をお願いします」という記載があります。自己判断で，問題ないと思っていても，判断が微妙な場合がありますので，管轄の保健所にご相談下さい。

管轄の保健所については下記に窓口一覧が掲載されています。

> 各都道府県，保健所設置市及び特別区における医療に関する広告の窓口一覧
> https://www.mhlw.go.jp/file/06-Seisakujouhou-10800000-Iseikyoku/
> 0000141143.pdf

医療広告ガイドラインはここまで規制している

医療広告ガイドラインが対象とする広告はチラシやWebサイトだけでなく，サイトのURLやメールアドレスについても規制があります。

たとえば，第2 広告規制の対象範囲の「3 暗示的又は間接的な表現の扱い」の具体例には下記のように明記されています。

第2-3 暗示的又は間接的な表現の扱い

エ 病院等のウェブサイトのＵＲＬやＥメールアドレス等によるもの

【具体例】

① www.gannkieru.ne.jp

　　がん消える（gannkieru）とあり，がんが治癒することを暗示している。治療の効果に関することは，広告可能な事項ではなく，また，治療を保障している誇大広告にも該当し得るものであり，認められない。

② no1hospi@xxx.or.jp

　　「no1hospi」の文字は，「No.1 Hospital」を連想させ，日本一の病院である旨を暗示している。「日本一」等は，比較優良広告に該当するものであり，認められない。

つまり，URLやメールアドレスも広告の一部とみなされ，上記のように，ガイドラインに抵触する表現は使えません。

オフィシャルサイトをフル活用して採用活動をする

これまでの採用活動といえば，求人誌・新聞などの広告や折り込みチラシに代表される紙媒体からのルートのほか，ハローワークなどの人材斡旋機関からのルート，人材紹介会社からのルート，インターネット上の求人専門サイトからのルートなどが代表的でした。

今でもこれらは強力な採用ルートですが，自院のオフィシャルサイトを採用活動にフル活用してみましょう。

あらゆる採用情報をオフィシャルサイトに集約させるメリット

スマートフォン全盛時代になり，どこにいても気軽にインターネットにアクセスできるようになった昨今，本書の「はじめに」で述べた「あらゆる広報はオフィシャルサイトに集約せよ」の法則は，採用活動にも活かされます。自院の採用に関する情報をオフィシャルサイトに集約させることによって既存の採用ルートがより強力なものに変化します。

基本的な採用ルート

- 知り合いからの紹介（人力）
- 求人誌・新聞広告，折り込みチラシ（紙媒体）
- ハローワーク（人材斡旋機関）
- 人材紹介会社
- インターネット上の求人サイト
- 自院のオフィシャルサイト
- その他（貼り紙など）

現在の採用ルートとしては，主に上記のルートが考えられますが，筆者が提案したいイメージは，すべてが横並びではなく，下図のようなものです。

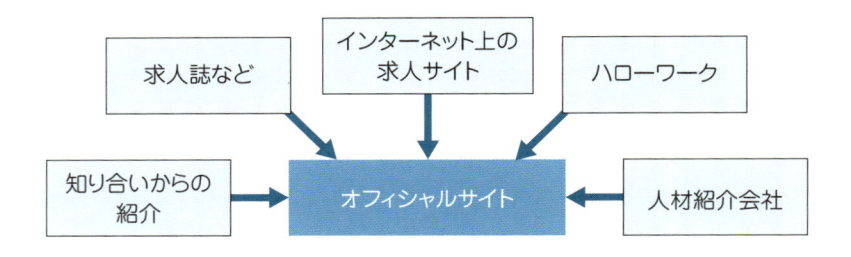

インターネット上の求人サイトであれば，オフィシャルサイトにリンクすることも多いので，オフィシャルサイトに集まってくるイメージがしやすいのですが，求人誌やハローワークのようにインターネット上のサービスではないものや，知り合いからの紹介など，一見インターネットに関係のないルートでも，オフィシャルサイトに集約させるイメージが必要なのはなぜでしょうか？　その答えは，求職者に魅力が伝わるかどうかという点にあります。

みなさんはハローワークの求人票を見たことがあるでしょうか？　様々な職種の求人

を扱うため，決められた様式があり，基本的な採用に関する情報のみがびっしりと書かれています。求人票を見れば，給与などの条件についてはわかりますが，クリニックの魅力や，何を大切にしているのか，どんな人が働いているのか，などの情報はほとんど伝わりません。他の医療機関の同じような求人票もありますので，結局，条件で見比べられることになります。

　もちろん，地域で一番良い条件を出せばよいという考え方もありますが，仮にそれができたとしても，さらに上回る条件を他の医療機関が出してくることもあるでしょう。このようなことを防ぐために，求職者に一度オフィシャルサイトを見に来てもらい，クリニックの魅力を余すところなく伝える必要があるということです。

　では，オフィシャルサイトに求人の情報を集約するにはどうすればよいでしょうか？たとえば下記のような取り組みが考えられます。

- ・求人媒体にURLを掲載
- ・「ホームページに特設ページがあります」という文言を明記する
- ・QRコードでオフィシャルサイトを誘導
- ・「○○クリニック　求人情報」と検索してもらう

オフィシャルサイトを一度見に来る法則

　筆者が採用に関するWebサイトに数多く携わっているうちに発見したのですが，実は，求職者には「オフィシャルサイトを一度見に来る原則」という法則があります。そのため，オフィシャルサイトの求人情報を充実させると，そこからの応募だけでなく，ハローワークや求人誌などの他のルートからの応募も増えるのです。これは，あくまでも体験に基づく感触なのですが，職を探している人は，その組織がどのようなところなのかを調べるために，まずオフィシャルサイトを見に来ます。つまり，こちらでオフィシャルサイトへの誘導努力をしなくても，一定の割合で勝手に見に来てくれるということです。

　もちろん，全員がそうではないので，見に来てくれる人を1人でも増やすために，前述したようなオフィシャルサイトへの誘導の取り組みは大切です。同時に来てくれた人が自院に他にはない魅力を感じてくれるように，オフィシャルサイトの採用情報ページの充実も大切なのです。具体的な方法は次項を参考にして下さい。

応募に繋がる魅力的な採用情報ページの作り方

どのような採用情報ページをつくれば，実際の応募に繋がるのでしょうか？　ここでは，たくさんの応募に繋がる魅力的なページ作りの具体例を紹介します。

採用情報ページに必要な2つの要素

医療・介護の業界の採用は，一般企業の採用と比較すると少し特殊な事情があります。それは，医師，看護師，薬剤師，ヘルパーなど，ライセンスされた専門家が多いということです。そのため，どの職場でも仕事内容はある程度想像がつきます。

そうなると，求職者にとって重要な情報としては仕事内容よりも，

- ・どういう組織なのか (雰囲気)
- ・どういう待遇なのか (条件)

の2つがポイントになってきます。女性が多い職場も多いので，特にどういう組織なのか (雰囲気) は最重要項目といっても過言ではありません。

このため，採用ページはクリニックの雰囲気がわかるような工夫を散りばめて，同時に条件についても明示できるような形にするのが得策でしょう。

採用情報ページ作成4つの原則

どういう組織なのか (雰囲気)，どういう待遇なのか (条件) の2つの要素を盛り込んだ採用情報ページを作成するには，下記の4つの原則があります。

- 原則1　スマートフォンに対応する
- 原則2　写真や動画をたくさん使う
- 原則3　Web上で応募できるようにする
- 原則4　盛りだくさんの内容

ほとんどのクリニックでは，オフィシャルサイトには採用情報ページがないか，あっても募集要項が書かれているのみで，応募は電話対応という形になっています。しかしそれでは非常にもったいないので，これらの原則を活用して応募者の好感度の高い採用情報ページを作成しましょう。

原則1　スマートフォンに対応する

　これまでにスマートフォンの普及率や，Googleがスマートフォンを重要視していることなどを述べてきましたが，採用情報ページについても同様のことが言えます。場合によっては，それ以上です。

　診療科にもよりますが，患者さんは比較的スマートフォンの普及率が低い高齢者が多いのに対し，求職者は，20～50代までの比較的若い年代がほとんどです。つまり，スマートフォンを日常的に使っている世代がターゲットなのです。

　また，医療機関や介護施設は一般企業と違い，1日中パソコンに張り付いているような仕事ではないので，パソコンよりもスマートフォンのほうが使い勝手がよいという人も多いのです。このような理由から，採用情報ページもスマートフォンで見やすいページにするのが必須になります。

　実際にページをスマートフォンに対応する方法については，第1章の「スマートフォンに対応する」(p.38) を参照して下さい。

原則2　写真や動画をたくさん使う (Instagramの活用)

メインイメージに写真を大きく使う

　求職者にとって，どんな職場でどんな人と働くかは最も興味があり，重要な事項ですので，職場の雰囲気を知ってもらうことに力を注ぎましょう。そのために，一番わかりやすいツールは写真や動画です。これらを採用情報ページの目立つ位置，たとえば次ページの図のように，ページの上部 (アクセスした最初の画面に表示されている部分) に大きく院内の雰囲気が伝わる写真を使うのが有効です。

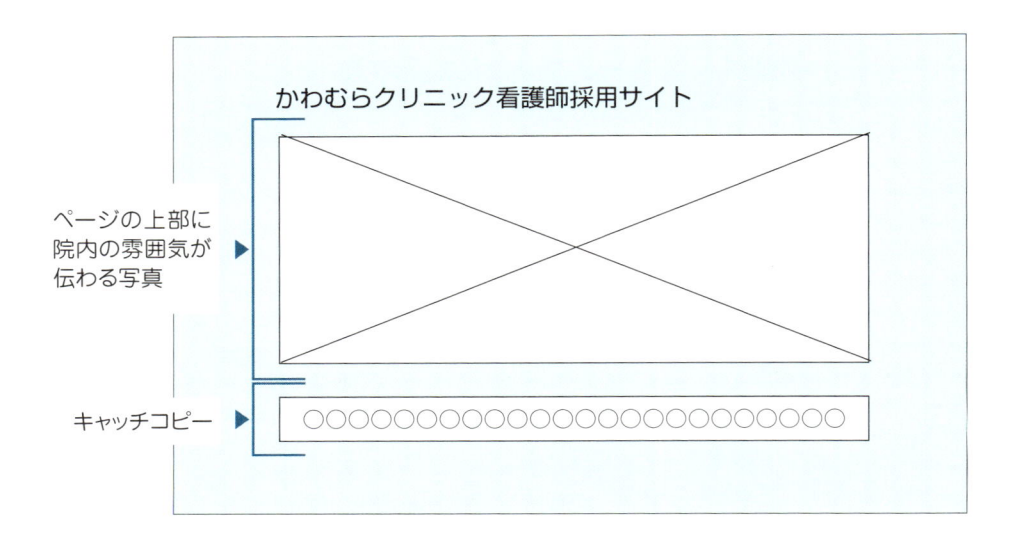

複数の画像が次々に変わるようなスライドショーの設定にしても効果的です。できれば，クリニックのキャッチコピーも配置したいところです。オフィシャルサイトのトップページのように，採用情報ページも「初めの10秒が勝負」で印象付けましょう。

では，院内の雰囲気が伝わる写真とはどういう写真でしょうか？

雰囲気が伝わる写真の例
- ドクターが診療をしている様子
- 看護師が処置をしている様子
- リハビリスタッフなどが施術や介助をしている様子
- 集合写真（もちろんみんな笑顔で）
- ミーティングをしている写真
- 懇親会やイベントの写真

オフィシャルサイトのトップページの部分で前述したように，このページも人が写っている写真が基本です。看護師の募集ならば，ドクターが診療している写真に一緒に写り込んだものでもよいと思います。その際，患者さんの顔が写らないように構図を工夫したり，撮影後に加工するなどして，プライバシーに配慮しましょう。

メインイメージ以外の部分も画像を使う

　写真の利用はメインイメージだけがすべてではありません。ページの所々に写真やイラストを散りばめましょう。

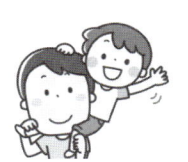

　採用情報は文字情報が多く，読みづらくなりがちです。上図のように，ページの途中に画像やイラストを入れるとアクセントになり，読みやすさが増します。

　難しい場合は文字の色や太さ，大きさを変えるなどの簡単な工夫でも構いません。ページの上から下まで，飽きずに読める工夫をする必要があります。

Instagram（インスタグラム）を活用する

　クリニックの雰囲気を知ってもらうために写真を多く掲載するのが効果的ですが，それにうってつけなのが写真共有アプリのInstagramです。Instagramは写真blogのようなもので，芸能人がよく活用していることでも知られています。Instagramに院内の写真をアップし，これを採用情報ページでも閲覧できるようにすると，より雰囲気を知ってもらうことができるでしょう。

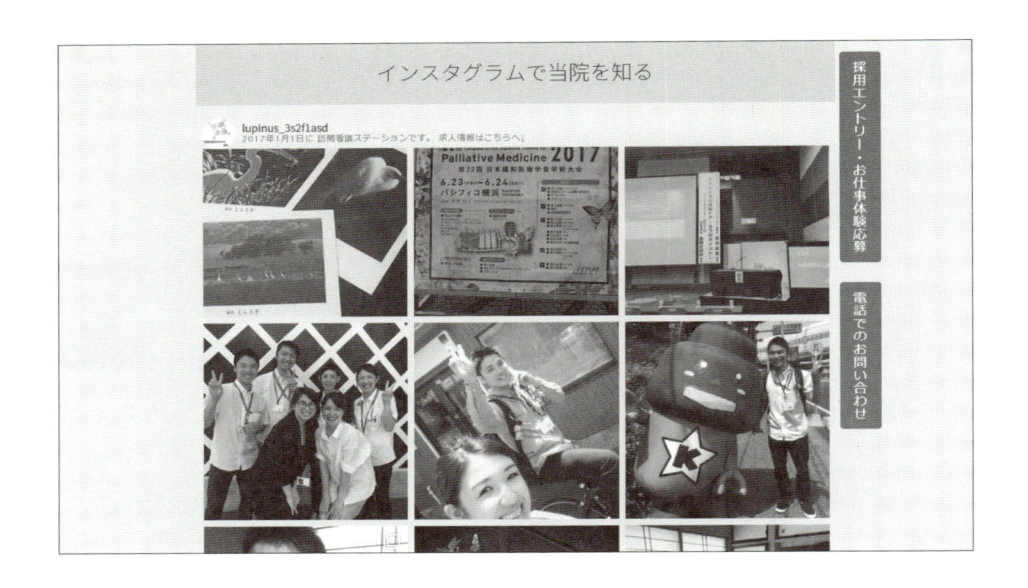

　活用イメージとしては，上図のように，採用ページにInstagramのコーナーを掲載し，クリニックの日常を切り取ったシーンを紹介するのがよいでしょう。

　その際，Instagram上に写真を掲載すると採用ページのInstagramのコーナーも同時に更新されるように，同期する仕組みにするのがコツです。

　採用情報ページに直接写真として掲載するのではなく，わざわざInstagramを経由する理由は，Instagramは，「スマートフォンで写真追加の操作がしやすい」「画像加工しやすい」「短い動画も投稿できる」などの多くのメリットがあるためです。特にスマートフォンで写真追加の操作がしやすいというメリットは大きいです。

　オフィシャルサイト上で採用情報の写真の更新をスタッフに任せる場合，パソコンに写真を取り込み，画像の大きさを加工して，ページにアップする作業をして……と複雑な工程が必要です。普段あまりパソコンを利用しないスタッフにとっては，写真掲載1つをとっても，ハードルが高くなる可能性があります。

　ところが，Instagramのスマートフォンアプリを活用すれば，スマートフォンで撮った写真をそのままワンストップで更新することができるので，作業負担も少なくなるでしょう。懇親会やイベントの様子をアップしたり，院長が学会に行ったときのお土産の写真など，クリニックの最新の日常をタイムリーにアップしていると，求職者の印象もよくなる上，安心感を持ってもらえます。

動画を活用する

　動画の活用は，写真よりハードルが少し上がりますが，クリニックの雰囲気を知ってもらうのには有効なツールです。撮影業者に頼んで見映えのよいものをつくってもらうほうがよいのですが，あくまでも雰囲気を伝える目的なので，スマートフォンで撮った動画を載せる程度でも十分です。その際は，オフィシャルサイトに直接動画を掲載してもよいのですが，YouTubeやVimeoのような無料の動画投稿サイトに一度動画を掲載して，そこで生成されたhtmlコードをページに貼り付けて掲載することをお勧めします。

　なぜなら，動画投稿サイトを利用すると，動画を見る際の回線状況によって，画質を自動で調整してくれるからです。動画を閲覧するときはパケット代も気になるので，どのような回線速度でも快適に見られるように配慮してあげましょう。

　動画のシーンとしては，院内の施設案内や院長挨拶，看護師長挨拶などが例として挙げられます。画像などで楽しい雰囲気を伝えているので，動画で少し堅めに，クリニックで大切にしていることや思いを伝えて，ただ楽しく雰囲気がよいというだけでなく，医療者として大切にしていることに共感してもらえるような動画を掲載するのも重要です。また，前項で紹介したInstagramでも動画が投稿できますので，こちらのコーナーに動画を掲載してもよいでしょう。

原則3　Web上で応募できるようにする

　応募を郵送，または電話だけで受け付けているクリニックが多いようです。それがいけないわけではないのですが，多くの医療機関は診療中以外は留守番電話になっており，現役で勤務している人にとっては応募しにくい状況です。せっかく充実したオフィシャルサイトを持っているのですから，Web上で応募ができる仕組みをつくることも考えましょう。

応募フォームをつくる

　Web上で応募できるようにするには，まず応募フォームを作成します。この際，オフィシャルサイト内でフォームをつくるか，外部のサービスを活用するかを選択しますが，前者の場合は，作成の際にプログラムの知識が必要になることがあります。また，応募フォームは，個人情報を入力するので，第1章の「オフィシャルサイトを暗号化する」（p.33）で述べた，SSL暗号化が必要です。

　そのため，対応が難しい場合は無理してオフィシャルサイト内に作成せず，「応募する」

ボタンをクリックればと外部のフォーム作成サービスにリンクするような形を採用するのがよいでしょう。

　無料で応募フォームが作成できるサービスはたくさんあります。Googleにも「Google Forms」(https://www.google.com/intl/ja_jp/forms/about/) という無料のフォーム作成サービスがあるので, これを利用してもよいでしょう。

　応募フォームで気をつけたいのは, 「入力項目」です。入力途中での離脱を防ぐために, 入力項目はできるだけ少なくする必要があります。「名前」「住所」「メール」「電話番号」程度でよいかと思います。

　また, 応募を増やすための工夫として, ページを分割するという手法もあります。

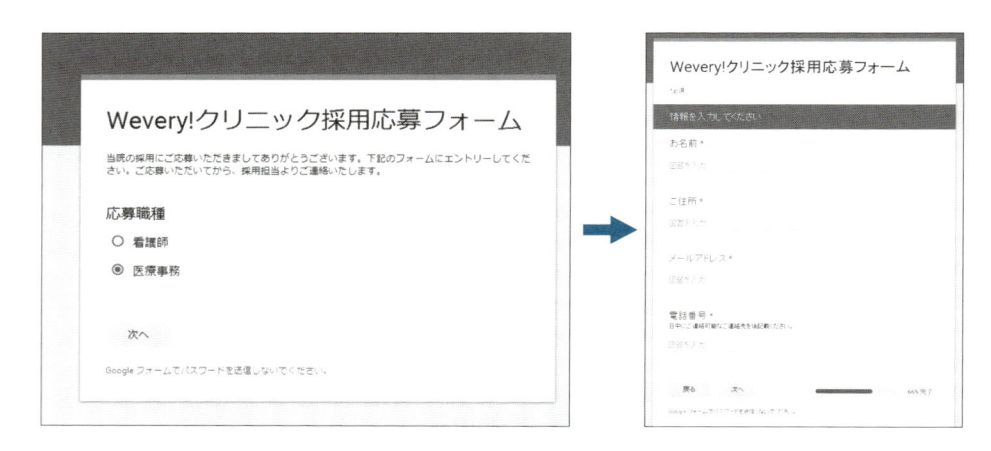

　上図のように, まずは職種を聞いて「次へ」というボタンを押して, 次のページに移ってから, 初めて個人情報を入力するという流れです。最初から個人情報を聞かれるより, まずは答えやすい質問から始めて, 入力の抵抗感を下げていきます。

　「次へ」という方法が取れない場合は, 個人情報以外の質問項目を上のほうに設定することで応募率を上げることができるでしょう。

応募フォームの安全性について ————————

　応募フォームは個人情報を入力するところです。入力したデータがWeb上のサーバにログ（記録）として溜まる場合，その安全性について配慮する必要があります。前項では外部のサービスを利用することをお勧めしましたが，これにはオフィシャルサイトがインターネット上の攻撃の対象になりやすいという安全上の理由も絡んでいます。

　インターネット上の攻撃は様々な手法がありますが，ページの内容が改ざんされたり，最悪の場合，ウイルスなどがオフィシャルサイトに仕込まれて，サイトを閲覧した人のPCなどにウイルスが感染してしまうという二次的な被害を出すことも考えられます。医療機関のオフィシャルサイトがウイルスに感染していたのでは，笑い話にもなりません。

　攻撃されるリスクは，どのサイトにも存在します。Webサーバにファイアウォールと呼ばれる防御壁をつくって防ぐこともできますが，攻撃の手法も日進月歩で巧妙化しており，完璧には防げません。

　このような理由から，インターネット上の安全対策は「防御を完璧にする」というよりも「仮に攻撃にあっても被害を最小限に食い止める」という考え方が重要です。最小限というのは，個人情報の漏洩など自院以外の被害を出さないということです。その点で，応募フォームをオフィシャルサイトとは別の場所に設置しておけば，オフィシャルサイトが攻撃された際のリスクヘッジにもなります。

　とはいうものの，フォームサービスを運営しているサイト自体が乗っ取られたらどうするのかということも考えなくてはいけません。そのため，サービスを選ぶ際には，しっかりした安全対策を講じている会社のサービスを選ぶ必要があります。具体的には，プライバシーマークやISO27001（ISMS＝情報セキュリティマネジメントシステム）を取得している会社のサービスを選択したり，ログイン時にスマートフォンなどにパスワードを送信できる二重認証の形が取れるかどうかなどが選択の基準になります。

原則4　盛りだくさんの内容

　採用情報ページに訪れるのは「情報を探しに来た人」です。求職者は，自分の人生に関わる選択しているわけですから，たくさんの情報を基に間違いのない選択をしたいと思っています。みなさんはその期待に十分に応えられる盛りだくさんの内容を用意する必要があります。

　盛り込む内容の具体的な要素については次項で述べますが，豊富な情報を提供するこ

とを意識して下さい。情報が多くてまとめきれなくても，Webサイトという特性を活かして，少しずつ更新や文章の肉付けをしていき，徐々に内容を濃いものすればいいのです。まずは，見出しや重要項目を作成し，少し文章を足して全体の骨子をつくって公開をしてみて下さい。

採用情報ページを盛りだくさんにする11要素

ここでは採用情報ページを盛りだくさんにする11の要素を提案します。

1. 10秒で魅せるキャッチコピー＆写真
2. クリニックの特色
3. 写真や動画を使ったクリニック案内
4. スタッフアンケート
5. スタッフインタビュー
6. 院長（代表者）からのメッセージ
7. 教育システム，スキルアップのための項目
8. 施設概要や場所に関する案内
9. よくある質問（FAQ）
10. 募集要項
11. 応募フォーム

必ずしも11要素をすべてを盛り込む必要はありませんが，求職者が求めている情報は千差万別ですので，全体を網羅できるページにする必要があります。長いページになることもあるでしょうが，上部にジャンプできる目次機能をつけて対応することができます。

1. 10秒で魅せるキャッチコピー＆写真

オフィシャルサイトを作成する上でも，最初の10秒で魅力的に見せるのは重要だということはすでに解説しました。採用情報ページでも同じで，まずアクセスした瞬間に「パッ」と雰囲気がわかるイメージ（キャッチコピーや写真）を掲載します。

2. クリニックの特色

イメージを「パッ」と伝えたら，「うちに入るとこんないいことがあるよ」というクリ

ニックの特色を伝えていきます。「普通の保険医療機関だから特色と言われても困る」と思われがちですが，そんなに構える必要はありません。「職場の雰囲気がよい」「自動車通勤可能」「時短勤務歓迎」など，内容はどんなことでもよいのです。差別化を図るというよりは，求職者の多様なニーズに1つでも多く応えられる項目を出すという意識が大切です。

3. 写真や動画を使ったクリニック案内

　求職者が見ているのは「雰囲気」であるということは前述しました。最上部の写真でも雰囲気は伝えられますが，さらに写真や動画で細かい雰囲気を伝えます。ここは前項で紹介したInstagramを活用してクリニックの日常を伝えるのがよいでしょう。

4. スタッフアンケート

　職員全員にアンケートをして，クリニックの全体像を知るコーナーです。

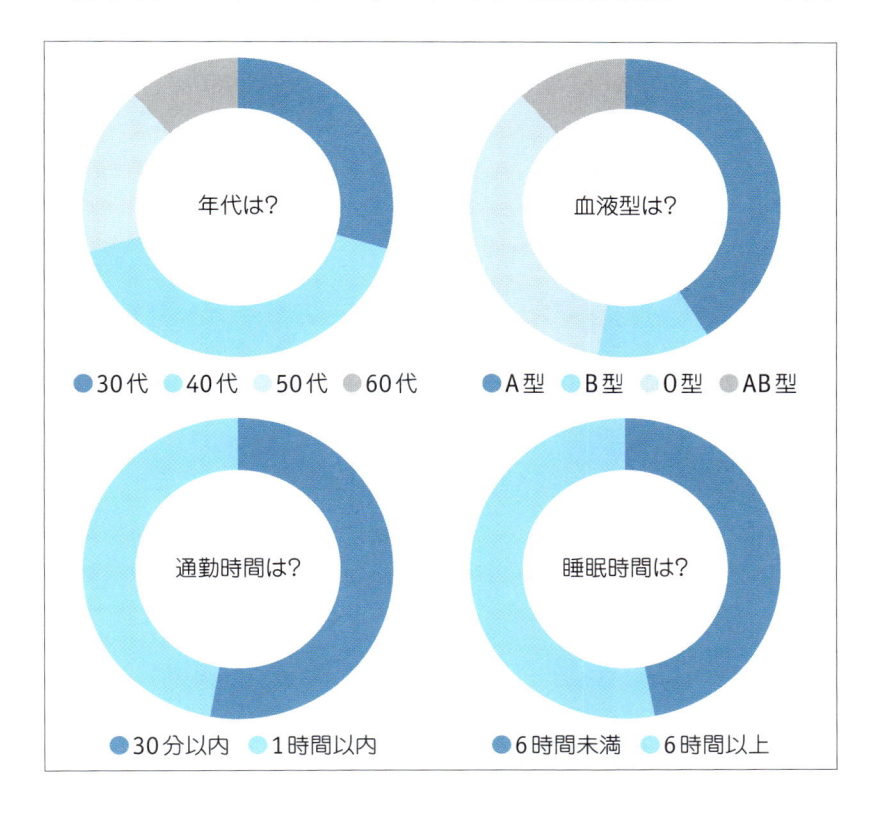

このコーナーの意図は，求職者に「自分と近いステータスの人がいる」と思ってもらうことです。前頁の図のように，グラフ形式にして，わかりやすく楽しげに表現するのがお勧めです。

また，「院長はどんな人？」「仕事中に起こった感動エピソードは何？」といった，院長やドクターの人柄や職場の雰囲気が伝わるような項目を設けてさらに魅力をアピールするのもよいでしょう。

5. スタッフインタビュー

4では，スタッフ全員に聞いたアンケートコーナーでしたが，ここではスタッフ一人ひとりに焦点を当てたインタビューをして，仕事について深く掘り下げていきます。その際は，一問一答式のほうがスタッフの負担も少なく，具体的な情報が伝えやすいでしょう。

スタッフへの質問については，下記のような項目をお勧めしています。

1. どうしてこの職場を選びましたか？
2. 入職の決め手になったのは何ですか？
3. この職場に入職して成長できたことは何ですか？
4. 他人にこの職場のことを説明するときにどのように説明しますか？
5. この職場でしか得られない経験は何ですか？

この5項目は求職者が知りたい内容から導いた質問項目で，インタビューされたスタッフに親近感を持ってもらうためのものです。インタビューと，そのスタッフが実際に働いている写真などを一緒に掲載すると，一緒に働いている姿を想像してもらいやすくなります。

6. 院長（代表者）からの言葉

クリニックであれば，院長が直属の上司になる可能性が多いので，どんな人なのかは興味があるところです。事務長や看護師長がいる場合は，その人の言葉でもよいです。誰と働くかは求職者の最大の関心事の一つです。

どのようなことを大切にして診療や教育をしているのかを求職者に伝えることで，入職後のミスマッチも少なくなるでしょう。次頁の図のように文章と写真が基本ですが，動画を使って，自分の言葉で伝えてもよいと思います。

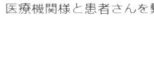

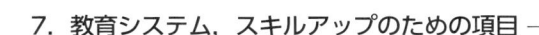

7. 教育システム，スキルアップのための項目

　医療機関は専門家の集まりなので，自分のスキルアップに関心が高い求職者は多いです。医師，看護師，リハビリスタッフなどが学会などに参加する場合の条件や，院内での学びの機会がどのように設けられているのかなどを紹介するとよいでしょう。

　医療事務スタッフとして医療クラークがいる場合は，医療事務に関する資格試験への支援や学習環境の整備など，スキルアップに関わる取り組みについて記すことで，向上心のある求職者の応募が多くなるかもしれません。

8. 施設概要や場所に関する案内

　施設が1つであれば問題ないのですが，介護施設を併設したり分院を展開したりしていると，施設が複数に分かれていることがあります。その際は，すべての施設についての場所や機能の解説をするコーナーが必要になります。施設間を行き来するする必要や配置転換がある場合はその旨も記載しましょう。

9. よくある質問（FAQ）

　採用情報ページは求職者のよくある質問（FAQ）に答えるページです。ページ内のどのコーナーにも当てはまらない項目や，面接時に求職者からよく質問される項目については，ここにまとめるとよいでしょう。

たとえば「Q：自転車での通勤は可能ですか？」「Q：入職に○○の資格は必要ですか？」「Q：週に2日しか働けないのですが，大丈夫ですか？」など，基本的なことで構いません。記載があることで，求職者の安心につながります。

10. 募集要項

　募集要項は採用情報ページのメイン情報です。つまり，最もよく見られている項目です。だからこそ入念に記載する必要があります。

　勤務時間や給与，福利厚生，必要な資格などの基本的な情報も大事ですが，一番大切なのは詳細な業務内容です。仕事については，インタビューや特徴のコーナーでもそれとなく伝えられますが，具体的な仕事内容については「募集要項」でしっかりと記載します。

　基本的には専門職なので業務内容が大きく変わることはありませんので，通常ならたとえばリハビリスタッフであれば「リハビリテーションの個別療法の実施，リハビリ計画の作成など」となります。ただし，そこで終わらず，「入職して半年は主に○○に重点を置いたリハビリ業務にあたっていただきます。その後はスキルや特性に応じて，△△や□□にも挑戦していただきます」といった形で，入職後から時系列で実際の業務を想像できるような記載にすると，求職者の安心感に繋がります。

11. 応募フォーム

　応募フォームの重要性は前述の通りです。だからこそ，24時間365日，求職者のタイミングで応募をしてもらえる形にすることが重要です。

　ただし，応募フォームは気軽に応募できてしまうというデメリットもあります。そのため，応募者と連絡がつかないというトラブルもよく聞かれるので，あえて電話や履歴書郵送のみの応募にしてハードルを上げるという選択もあり得ます。

　いずれの方法にも一長一短はありますが，少子化時代でますます採用が困難になっていくことが予想されます。まずは応募してもらうというスタンスで門戸を広げることを意識しましょう。

採用ランディングページの活用

　規模の大きい法人や病院になると，看護師などの採用ページを特設サイトとしてオフィシャルサイトとは別に作成しているケースがあります。オフィシャルサイトは患者さんを中心に医療を受ける側にまつわる情報を提供するものと考えると，採用専門の特設サイトを作成するメリットは大きいです。とはいえ，クリニックの規模でわざわざ特設サイトをつくるのは，作成のコストや時間，メンテナンスを考えると割に合いません。そこで推奨したいのが，ランディングページ形式です。

ランディングページとは

　ランディングページとは，1ページのみで構成された特設サイトです。1ページといっても，前項の採用情報ページのような内容をすべて入れると，かなりボリュームのあるページになります。つまり，縦に長い1枚のページにすべての情報を集約したものです。

　次頁の図がランディングページのイメージです。盛りだくさんの内容が上から順に並んでいるのがわかるでしょうか。

ランディングページのメリット

　ランディングページ作成の最大のメリットは，作成するページ数が少ないために，複数ページを作成するよりコストが安いという点です。

　さらに，現在のオフィシャルサイトに縛られないという点も見逃せません。大きな組織であれば，サイト内に1ページでも追加するときは，様々な部署や人への根回しなどの面倒な手続きが必要になることがあります。その点，ランディングページなら，オフィシャルサイトの内容に影響することがないので，手続きなどの手間がかかりません。また，リンクがなくシンプルである点もメリットです。

　オフィシャルサイト内に採用情報ページを設けると，採用情報以外にも様々なページへのリンクがあり，パソコン用の画面であれば，左右にサイドメニューも付いているなど，多くの「逃げ場」をつくってしまいます。そのため，採用情報ページから離れてしまうリスクが増えます。

　実は通販サイトでも，購入商品を買い物かごに入れたあとの画面には，離脱を防ぐために余計なボタンをつけないというのがセオリーになっています。採用情報ページも同様に，求職者が採用に関する情報だけに集中できるような工夫があるとより効果的です。

ランディングページのイメージ

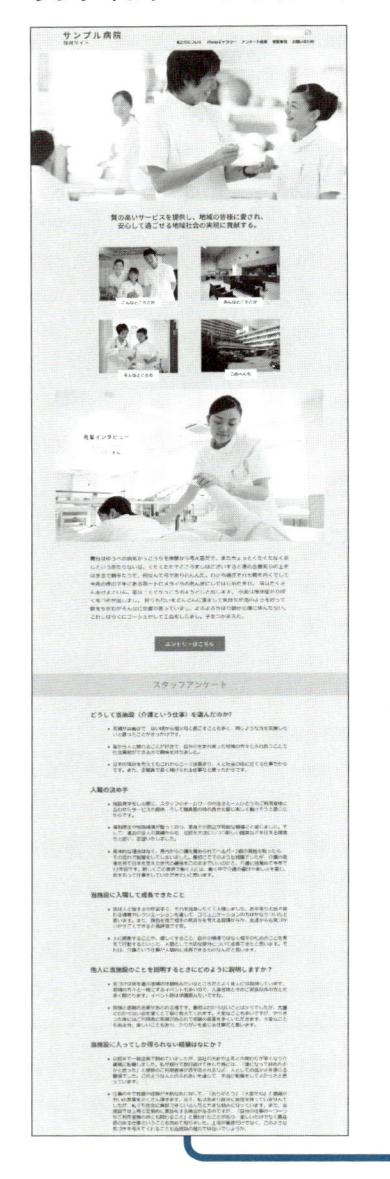

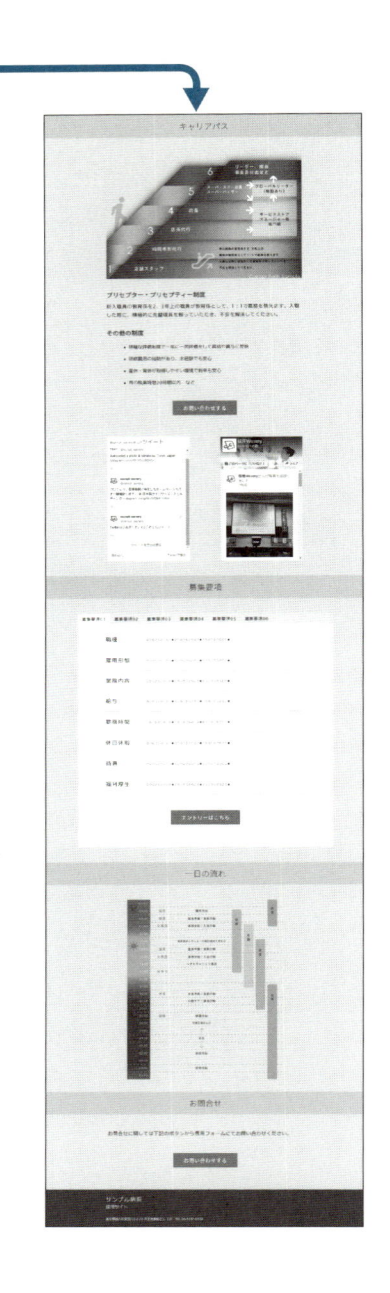

　たとえば，単なる労働条件が書いてある文章だけではなく，ビジュアルやデータなどを駆使して，視覚的にも楽しければベストです。

採用情報ページを見てもらう人を増やすための工夫

採用情報ページに記載する内容について前項までで述べてきましたが，いくら良いサイトをつくっても，このページが人の目に触れなければ応募につながりません。そのためには基本原則に立ち返りましょう。

「あらゆる広報はオフィシャルサイトに集約せよ」は基本的な原則

インターネット上のページの場合，多くの人を集めたい時にはインターネットを使うことだけに必死になりがちですが，「あらゆる広報はオフィシャルサイトに集約せよ」の基本原則に則れば，ネット，非ネットに限らず様々な媒体からのアクセスを意識すればよいのです。そのため，採用情報ページを充実させた後にやるべきなのは，あらゆる媒体や機能を使って採用をしていることを広く知らせることです。

インターネット上の広告を活用する

ありとあらゆる媒体や機能を活用するといったものの，あくまでも採用情報ページはインターネット上の媒体ですので，まずはインターネット上からアクセスを集めることが王道でしょう。

ネット上の求人情報サイトに掲載することも可能ですが，前項で述べたような要素を盛り込んで，訴求力のある採用情報ページを作成できたのであれば，ネット上の広告を活用して，直接自院のオフィシャルサイトの採用情報ページに誘導してしまいましょう。

インターネット上で採用力をより強力にしたい場合の広報手段は以下の4つが考えられます。

- Google や Yahoo! のクリック課金型広告
- Google しごと検索
- Indeed 広告
- SNS 広告

Google や Yahoo! のクリック課金型広告（リスティング広告）

　クリック課金型広告については，採用以外でも重要な事項ですので，第5章（p.121）で詳しく解説します。

　クリック課金型広告は，Google，Yahoo! などの検索サイトで，検索キーワードに連動して表示される広告のことです。「品川区　看護師　求人」などのキーワードで検索された際に，採用情報ページへの誘導広告が表示されます。興味を持った人がこれをクリックすることで広告先のサイトにジャンプし，サイトの閲覧者が増えるという仕組みです。配信する地域や年齢，時間帯などを細かく指定して広告を行うことができるので，クリニックの通勤圏内の人だけの応募を想定した広告の出稿をすることも可能です。

Google しごと検索

　2019年1月より，Googleで「看護師　求人　品川」のように「職種　地域名」などで検索すると，検索結果とは別枠で下図のようにGoogleがインターネット上から収集した採用に関するページへのリンクが表示されるようになりました。

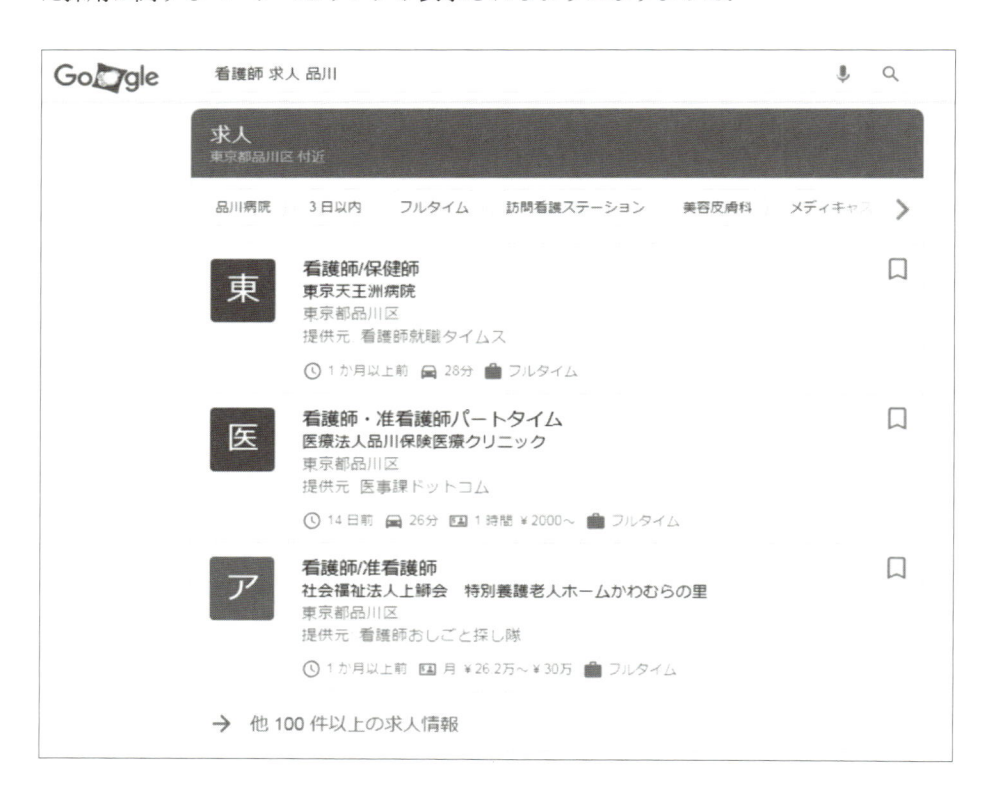

検索結果画面に大きく表示されるのは，3つの求人情報ページへのリンクで，その他の検索結果については下の「→他100件以上の求人情報」というリンクをクリックして閲覧という形です。ここに自院の求人情報ページを表示させるには，求人情報ページのhtmlタグ内に，Googleが指定する形式の構造化データを記載する必要があります（詳細は下記リンク先参照）。

構造化データについて（Googleしごと検索の解説ページ）
https://developers.google.com/search/docs/data-types/job-posting?hl=ja

　これを採用情報ページに実装して，Googleのクローラー（検索ロボット）に情報収集される（前述の Googleサーチコンソール などを利用）ことで，Googleしごと検索（Google for Jobs）の欄に掲載されるようになります。

Indeed広告

　現在，Googleなどで求人関連のキーワードを入力すると，高い確率で「Indeed」のページが表示されます。

　Indeedは2005年に米国で創業された求人情報専門の検索サイトで，世界規模でサービスを展開しています。現在はリクルートの完全子会社としても知られています。世界的に利用されるようになったのは，Googleなどの検索サイトで比較的上位に表示されやすくつくられているからです。

　Indeedには基本的に無料で求人情報を掲載できますが，有料のプランでも比較的安価なので，**多人数の採用がある場合や急募の場合などには有料のプランを利用**してもよいでしょう。

　有料のプランは，Indeedのサイトからオフィシャルサイトの採用情報ページに直接リンクさせる機能があるので，充実した採用情報ページが持っている場合は相乗効果になります。

　ただし，Indeedは「1地域1職種」で「1つの求人情報ページ」を設けていることが条件なので，採用情報ページをランディングページでつくっている場合は，募集要項の部分だけでよいので「1地域1職種」ごとに別のページを作成する必要があります。

SNS広告

ここでは特にFacebookの広告を想定します。SNS広告のメリットは，対象者の属性に合わせて広告を配信できることです。たとえばSNSに登録している職業の属性が「医師だけ」もしくは「看護師だけ」といったようにターゲットを絞ることが可能です。

また，住んでいる地域や年齢などでも限定可能なので，たとえば「品川区に住んでいる35〜60歳までの看護師」というような広告の出し方ができます。

広告費の目安

ここまで紹介した広告は，「1クリックされると広告費が発生する」有料タイプのものです。際限なく広告を出すとコストがかかってしまうので，各社それぞれに予算を設定し，月の広告費を決めて広告を出すのがスタンダードです。

予算の目安は，地域や職種，時期によってベストの割合が変わりますが，たとえば10万円の予算であれば，Googleクリック課金に2.5万円，Yahoo!クリック課金に1.5万円，Indeedに4万円，SNSに2万円という割合で出稿してみて，2週間や1カ月ごとに媒体による成果を見て調整していくとよいでしょう。

採用活動にかかる全体の費用も，地域や入職の条件などによって変わってきますが，医師であれば，1名あたり月20万円前後，看護師であれば2〜5万円，そのほかの職種であれば1〜4万円を目安にして下さい。

5章

さらにレベルの高いオフィシャルサイトにするために

ここまで，Google に気に入られるための法則や，患者さんに来院してもらうための法則を紹介してきました。これらは基本的なもので，忠実に守っていれば，Google にも患者さんにも正しく評価されるであろう内容です。

しかし，ここまで来たらさらに上のレベルを目指し，オフィシャルサイトを充実させたいと考えている人もいるでしょう。

そこで本章では，少し専門的な内容を取り入れて解説をしていきます。

独自ドメインを取得する

独自ドメインとは

オフィシャルサイトのURLが他とはちょっと違うページを見かけることがあります。これが独自ドメインです。こういった部分にこだわると，様々な面で差別化がはかれます。

ドメインとはWebサイトのアドレス，つまりインターネット上に割り当てられた住所を表すものです。「.com」や「.jp」など，URLの最後に付くトップレベルドメイン（TLD）にはそれぞれ意味があり，数百種類ありますが，その前に自由にネーミングが付せられる「独自ドメイン」と，独自ドメインの下位階層に展開される「サブディレクトリ」，また，URLの冒頭の「www」の部分が独自のものになっている「サブドメイン」があります。

①独自ドメイン

http://www.dokujiclinic.com/

TLDの前の「.」（ドット）で挟まれた部分で，利用者がその利用権を購入して取得するものです。オフィシャルサイトの作成を業者に依頼している場合は，毎月の保守料金にこの独自ドメインの権利料が含まれている場合があります。

②サブディレクトリ

http://facebook.com/0120154198

TLD以降に英数字が振られているものです。上記は，Facebookのドメインの例で，「／」（スラッシュ）以降の番号が，それぞれのユーザーのページを表しています。

①の独自ドメインに当たるfecebook.comの所有権は当然Facebookにありますので，この場合は，Facebookの母屋の一角（＝サブディレクトリ）を借りてWebページを展開していることになります。

医療機関ポータルサイトの付帯サービスでWebサイトを作成するケースなどは，このサブディレクトリを使っている場合があります。

③サブドメイン

http://dokuji.dokujiclinic.com/

　独自ドメインではwww.（または，何もない）だったところに，任意の英数字が加えられたものです。メインサイトを①にして，それに付帯したサイトを③とするケースがあります。

独自ドメインの優位性

　クリニックのオフィシャルサイトを作成するに際に筆者がお勧めしているのは，検索サイトの順位リストで上位表示に有利な①の独自ドメインを取得して展開する形です。

　サブディレクトリやサブドメインでもクリニック名の検索で上位表示されないことはないのですが，ほとんどの場合は「医療機関紹介サイトのようなポータルサイトの一部分」または「メインサイトの付帯サイト」という評価でしかありません。特に都市部周辺など，医療機関が集中するエリアでは，検索に優位性を持つ独自ドメインでオフィシャルサイトを公開するほうが将来的な拡張性なども含めて有利になります。

　また，サブディレクトリを利用している場合，そのドメインを管理しているサイトが閉鎖されてしまうと，元のURLを使うことが困難になります。URLが変更になると，それまで積み上げてきた検索サイトへのアピールがリセットされ，ゼロからの再スタートになってしまいます。さらに，オフィシャルサイトの作成業者を変える場合でも，サブディレクトリやサブドメインの権利を移すことができないケースが多く，やはりゼロベースでのスタートとなってしまいます。

　Googleなどでは，URLを変更する場合にサイトの引っ越し申請をすることができるのですが，原則として独自ドメインであることが申請条件となっています。引っ越しの申請はほかに方法がないわけではありませんが，手間がかかります。このような理由から，長期的に使用するオフィシャルサイトは，独自ドメインを取得しての公開が大原則だと考えて下さい。

「.com」「.jp」どれがよいのか？

　検索に有利なドメイン名はありますか？　とよく聞かれるのですが，ドメイン名自体に検索上の優劣はありません。かつては「日本語.com」のように英文字を使用しない日本語のドメイン名が検索サイトの上位表示に有利であると言われていた時代もあったの

ですが，昨今ではほとんど変わらないというのが実態です。

　また，「.com」や「.jp」などのTLDの選択も好みで構いません。ドメイン名と同様に，どんなTLDを使用しても，検索サイトのリスト順位での有利不利はありません。

　ただし，取得に関しての一定の制約があるTLDがあります。「.co.jp」は日本国内で登記されている法人のみが取得できますし，医療機関で多く使われている「.or.jp」は，医療法人のほか財団法人，社団法人，監査法人など，登録できる法人に一定の条件があります。面白いところでは「.kyoto」のように，京都ブランドを盛り上げるために，京都にゆかりのある人や団体が取得要件となっているようなドメインもあります。

短く，わかりやすく

　独自ドメインは，好きな名称を設定することができるのが魅力です。Googleなどから検索して，オフィシャルサイトにたどり着くことを考えると，患者さんや求職者がドメインを意識する機会はほとんどないのですが，印刷物に表記したり，メールアドレスに使う場合もあるので，特定のクリニックとして認識できるドメインがよいでしょう。

　たとえば筆者の名前を使った「河村内科クリニック」であれば，

```
kawamura-naika.jp
kawamura-clinic.jp
kawamura-cl.jp
```

といったドメインがわかりやすいでしょう。

　私見ですが，長い場合は，名前と診療科，あるいは「clinic」を「-」（ハイフン）でつなぐドメインが見栄えがよいように思います。耳鼻科であれば，kawamura-ent.jp，眼科であればkawamura-eye.jpのような形ですね。

　ドメインを直接Webブラウザのアドレスバーに入力してWebサイトにたどり着くことはあまりないので，基本的にはお好みで選んでいただいても問題ないのですが，強いて言うならば見た目のわかりやすさと短さを念頭に置いて取得するのがよいでしょう。

Web に広告を出す

訪問者数を伸ばすための広告展開

オフィシャルサイトについては，Google，Yahoo! の検索結果に連動している広告や，FacebookなどのSNSでの広告を活用して訪問者数を伸ばしていくことができることを説明しました（第4章 p.113参照）。

ここでは広域な診療圏を持っていたり，自由診療を積極的に打ち出していたり，特殊な診療を実践しているクリニックの場合など，特に実効性の高い広報活動が求められるクリニックの広告展開について解説します。

クリック課金型広告の「Google広告」「Yahoo! スポンサードサーチ」

Web上でもっとも効果がわかりやすい広告に，リスティング広告と呼ばれるシステムがあります。この広告は，「広告が1クリックされるごとに広告料を支払う」タイプの広告なので，クリック課金型広告とも呼ばれています。日本では，主にGoogleの検索結果に広告を表示させる「Google広告」とYahoo! の検索結果に広告を表示させる「Yahoo! スポンサードサーチ」が，検索連動型のクリック課金型広告の大手です。

たとえば，「アレルギー　病院」などの検索キーワードを想定した場合，検索対象は日本全国に及びますので，どんなにコンテンツを充実させても，内容だけで自院のオフィシャルサイトを上位にリストアップさせるのは非常に困難です。このような場合にクリック課金型の広告が有効です。

クリック課金型広告では，たとえば「アレルギー　病院」と検索された場合に，次頁の図のように通常の検索結果とは別の枠で，自院の広告を表示することができます。広告のコピーやバナーについても自身で設定することができますが，文字制限があり，見出し15文字程度，本文40文字程度となっています（今後，文字数の制限が変更になる可能性もあります）。つまり，「地域名（または駅名）and　診療科目」という検索ワードでは収まらない広い範囲でオフィシャルサイトの訪問者を獲得したい場合には有利な広告と言えます。

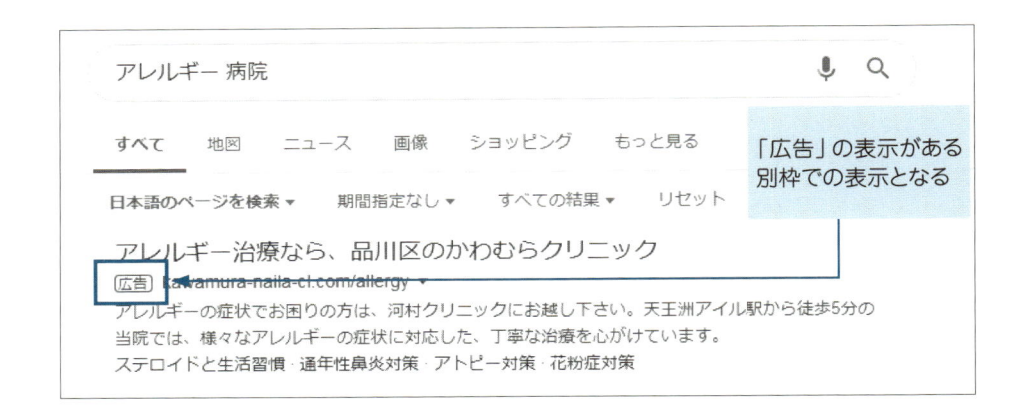

まずは自分で出稿してみよう

　前述の「Google広告」「Yahoo! スポンサードサーチ」とも，それぞれのWebサイトから，広告の出稿手続きをすることができます。広告代理店を通じて出稿することもできますが，個人でも簡単に操作することができますし，サポートセンターも充実していますので，まずはご自身で出稿してみて下さい。

Google … Google 広告（旧：GoogleAdwords）
http://ads.google.com
・Google の検索結果に表示。そのほか，blog サイトにも掲載される

Yahoo! … Yahoo! スポンサードサーチ（Yahoo! プロモーション広告内）
https://promotionalads.yahoo.co.jp/service/sponsored-search
・Yahoo! の検索結果に表示。Yahoo! 以外の検索サイトにも掲載

広告出稿のポイント

　広告出稿の際の注意点は以下の3点です。

- ①必要のない訪問者のクリックを防ぐ文章にする
- ②来院が可能な地域に出稿する
- ③広告料金を計算する

①必要のない訪問者のクリックを防ぐ文章にする

広告の目的は，当然のことながらなるべく多くの訪問者を獲得し，来院してもらうということです。しかし，需要のない人がたくさんオフィシャルサイトに来訪しても患者さんの獲得には繋がりません。そこで，来院の意思がある人の目に留まる広告をつくる必要があります。

まず，広告の文章は任意で設定ができるので，効果的な文章を考えましょう。

たとえば「アレルギー　病院」と検索した結果に表示させたい場合を想定し，

> **A：「アレルギーの治療はお任せ下さい」**
>
> **B：「東京神田にあるアレルギー専門医院」**

の2つの広告文を比較してみましょう。

一見，Aのほうがたくさんクリックしてくれそうなコピーに見えます。しかし，クリック課金型の広告の場合，来院につながらない無駄なクリックをできるだけ排除したいので，Bのように，場所と専門医療機関であるということを明示して，それでもクリック先を見たいというモチベーションの高い人の訪問を促すほうが高い費用対効果を得ることができます。

②来院が可能な地域に出稿する

いくら広く広告したいと言っても，東京のクリニックの広告を九州で表示しても集患効果は期待できないので，来院可能な地域を考えて効率的な出稿を心がけて下さい。Google，Yahoo! ともに，都道府県や市町村単位のほか，自院からの距離など広告を露出させる地域を細かく指定することができます。

③広告料金を計算する

広告は利益を得るために出すものです。100万円を広告に費やした結果，患者さんが来院しても，100万円以上の利益が得られなければ意味がないという費用対効果の視点を持って出稿しましょう。

クリック課金型広告は，1クリック当たりの広告料金を出稿者自身で決めることができる入札方式（1〜500円前後）で，高く料金を設定することで広告の表示位置が有利になる仕組みなのですが，赤字にならない価格を想定して入札する必要があります。

2章「患者さんに選ばれる」(p.54参照)の中で、「1/20(1/40)の法則」に触れましたが、これを基準に計算すると、20人のオフィシャルサイト訪問者で1人の来院を獲得できるわけですから、1クリックを100円に設定した場合、2,000円の広告費で1人の来院に繋がるという計算が成り立ちます。よって、1人当たりの粗利益が2,000円以上になる治療や疾患についての広告を出す必要があるという結論になるわけです。

自由診療の広告などならば、1クリックの値段をもう少し上げることができるかもしれません。

キーワードはたくさん設定する

「アレルギー　病院」などの広告と連動させたいキーワードについては、関連する単語をできるだけ多く設定することが重要です。クリニックの場合、設定したキーワードで検索する人が月間数人程度の場合もあります。塵も積もれば山となる考え方で、たとえば、「アレルギー　クリニック」「アレルギー　治療」「アレルギー　東京」など、出したいキーワードに紐付けて、想定しうる単語をすべて洗い出すつもりで設定しましょう。筆者がアドバイスしているクリニックの多くが、場合によっては400以上のキーワードを設定して出稿し、成果を上げています。

Facebookを使った広告戦略

スマートフォンの普及によって、SNSが広く一般に利用されるようになりましたが、その流れと同調するようにFacebookでの広告も注目されています。基本的には、クリニックのFacebookページを作成して、そのページに訪問者を集めることが前提となりますが、採用情報ページ(p.116参照)で前述した通り、Facebookでは表示するターゲットを細かく指定して広告することができます。

たとえば、「50代の東京都に住んでいる男性で、健康に興味・関心がある人」のような設定です。クリック課金型の広告は「キーワード」に基づいてターゲットを絞りますが、Facebookの場合は広告をクリックした人が来院するという流れだけでなく、「いいね！」などのリアクションをした人の友人への広がりも期待できますので、1人の訪問から数珠つなぎに訪問者を増やしていくことができます。

ページに「いいね！」を獲得することで、Facebookの情報が更新されるたびに、クリックした人のタイムラインに情報が表示されるようにもなります。これは、クリニックオフィシャルサイトへの単純な誘導ではなく、もう少し関心度が高いリアクションに

なります。たとえば，Facebookページを「アレルギー情報ページ」として情報提供に徹し，「いいね！」を獲得しながら，クリニックの情報を受け取る人を増やし，ファンや患者さんを増やしていくような戦略を組むこともできます。

様々なSNSを活用する

情報収集の主流になりつつあるSNS

現在のインターネットのマーケティングを語るうえで，SNSの活用は不可欠となっています。かつて情報収集といえば，専らGoogleなどの検索サイトを使っていましたが，即時情報（今現在電車が止まっているという情報や，リアルタイムの災害状況など）を得る場合に，TwitterなどのSNSで拡散されている情報を収集して活用するほうが，情報が早く伝わるため，特に欧米ではSNSの利用が顕著になっているようです。

このように，SNSは既存の集団やカテゴリー内のコミュニケーションツールですので，既存の患者さんへのアプローチについては得意なのですが，新患を集めるのは少々苦手です。

SNSによる集客マーケティングのノウハウについて，インターネット上には様々な情報がありますが，医療という特性上，新患マーケティングというよりは，既存患者さんを中心とした人々に対して，クリニックの情報や雰囲気を伝える媒体であるということに主眼を置いて運営するのがよいでしょう。

定期的な更新が必要でハードルは高い

SNSは情報拡散の手段ですから，定期的に有益な情報を伝える必要があります。頻度や質が低いと単にSNSから離脱されてしまうだけでなく，患者さんとしても離れてしまう（＝来院しなくなる）ことにもなりかねないので，SNS運用は定期的な情報配信をするということをしっかり決めてスタートする必要があります。逆に定期的な更新に自信がない場合は，手を出してはいけません。オフィシャルサイトだけでも十分に情報配信の機能は果たせるので，SNSの活用は，もっと高次元なプロモーションをしたいと判断したときだけにして下さい。

SNSは連携してコンパクトに

Facebook，Twitter，Instagramなど，SNSはたくさん種類があり，個別に運営するには手間やコストがかかります。そこでお勧めするのは，他のSNSが全て連動していて，どれか1つを更新すると自動で他のSNSも更新されるという仕組みです。

本書では，Instagramをメインにして他を連動させるという方法をお勧めします。理由としては，SNSの活用には写真が不可欠であり，写真を活かしてSNSを運用するなら，写真の加工などの機能が充実しているInstagramの活用が理にかなっているからです。

単純にお知らせ代わりとして活用する場合は，画像がなくても手軽に発信できるTwitterをメインにするのがよいでしょう。SNSによって得意な分野がありますので，それに応じてメインとなる媒体を決めて運用するのがベストです。

次項以降で各SNSの効果的な活用について解説します。

Facebookの活用

医療機関からはよくFacebookを活用したいという要望が聞かれますが，増患効果を期待するなら，クリニックにとってはややハードルが高いのも事実です。Facebookは「『いいね！』的な称賛をもらえるコンテンツづくり」がポイントになります。ですから，自院のオフィシャルサイトとは別に，どのようなコンテンツをFacebookで展開するかを考えなくてはなりません。ただでさえ多忙な院長やスタッフにとって，オフィシャルサイトの更新と同様に非常に手間がかかる作業であると同時に，ある程度手間をかけないと効果が出にくいのが現実です。

FacebookをはじめとするSNSは，前述の通り「既存ユーザーやファンの囲い込みツール」としてイメージして下さい。ただし，ここでいうユーザーやファンとは，一般に私たちが考えるそれと比べて関係性は希薄です。文字通り「いいね！」と感じただけの人と考えてよいでしょう。

しかし視点を変えれば，希薄だからこそ不特定多数を相手に情報提供ができる点がメリットの1つだといえます。このような意味からも，まずはお知らせ代わりに使ってもよいでしょう。その場合は，クリニックのオフィシャルサイトのお知らせ欄に，Facebookのタイムラインを連動して表示させましょう。

たとえば，クリニックのFacebookページに「いいね！」が押されると，押した人のタイムラインにそのクリニックのFacebookページの更新情報が表示されるようになります。それだけでなく，「いいね！」されるたびに，押した人の友人にもクリニックの情報が届く，いわば仲間の数珠つなぎが可能になります。ですから，数珠つなぎになりやすい，「いいね！」を押しやすいコンテンツづくりが成功のポイントです。

クリニックが活用できるコンテンツ例は次のようなものです。

- ・赤ちゃん紹介（産婦人科）
- ・お子様からの絵（小児科など）
- ・治療記念の賞状（歯科など）

上記は患者さんを巻き込んで行うコンテンツが大半ですので，掲載については許諾を必要としますが，中でもお勧めは，産婦人科の赤ちゃん紹介コンテンツです。やはり，赤ちゃんが載っている微笑ましいコンテンツは誰が見ても「いいね！」を押しやすいようです。

Twitterの活用

1ツイート140文字（半角280文字）と，記載可能な文字数が制限されているTwitterがその機能を発揮するのは，情報ハブと緊急速報としての活用です。情報ハブというのは，オフィシャルサイトやblogでの更新情報をまとめて配信する機能を指します。たとえば，「院長blogを更新しました。今回のテーマはCOPDについてです」という形でお知らせと軽い内容紹介を投稿し，ツイート内のURLをクリックした人をblogの本文に飛ばすことができます。自院のオフィシャルサイトのお知らせ欄にTwitterを埋め込むという活用でもよいでしょう。

Twitterについては，メインツールであるオフィシャルサイトのサブツールとして，上手に組み合わせて使うものだと理解して下さい。さらに，Twitterは緊急速報の配信にもうってつけのツールです。緊急時に「○時～○時に緊急診療します」などの情報を配信し，地域に拡散されれば，住民の方々に有益な医療情報サービスとなります。事故や災害時の貴重な情報源として活用するためにもアカウントをつくっておくとよいでしょう。

Instagram の活用

Instagram も Facebook 同様，「『いいね！』をもらえるコンテンツづくり」がポイントになります。Instagram は写真 blog 的な要素もあり，一層この面が強くなります。院内の様子や雰囲気を伝えるのに適した媒体ですので，人材採用に活用することも可能です。人材採用への活用方法は第 4 章（p.101 参照）で述べた通りですが，オフィシャルサイトに Instagram のタイムラインを掲載して，サイトをにぎやかにするとよいでしょう。

LINE の活用

飲食店などが LINE を活用して顧客に情報配信をしているのをよく目するかと思います。企業などが LINE を利用している人に情報を伝えるには LINE@（ラインアット）というサービスを利用します。自院の LINE ページ（タイムライン）を作成して，患者さんにそのページを登録してもらい，情報を LINE で送るというものです。SNS の特性として既存顧客やその他の人に対して，クリニックの情報や雰囲気を伝える媒体ということを意識すべきと説明してきましたが，LINE の活用も同様で，基本的には既存の患者さん向けの情報発信として活用して下さい。

口コミに対応する

現在，Google で店舗を検索した際には，GoogleMap と一緒に利用した人の口コミの評価も同時に表示されるようになっています（第 1 章 p.52 参照）。食べログなど飲食店の検索サイトなどに代表されるように，インターネットで評価が見られるサイトが増えるにつれて，口コミの影響度も増しています。良い口コミだったらウェルカムですが，悪い口コミであれば経営に響く可能性もあるので厄介です。クリニックで言えば，患者さんの受け取り方や，症状の改善したタイミングなどのちょっとした行き違いが原因で低評価をつけられたというケースもあります。

口コミは基本的に消せない

基本的に，口コミサイトの口コミは，個人情報が書かれていたり，悪質なケースでなければ消せないのが常識です。特に GoogleMap は，Google のユーザーであれば誰でも書き込みができる上，本名でなくユーザー名での表記が可能で匿名性が保たれている

のので，思い切った書き込みができます。

　GoogleMapでの口コミの場合，Googleの禁止事項に抵触していれば，削除要請をすることができます。Googleマイビジネスに登録（第1章　p.51参照）し，口コミが記載されている部分に「不適切な口コミとして報告」というリンクがありますので，そこから申請をします。

> ### 禁止および制限されているコンテンツ
> https://support.google.com/contributionpolicy/answer/7400114
>
> 1. スパムと虚偽のコンテンツ
> 2. 関連性のないコンテンツ
> 3. 制限されているコンテンツ
> 4. 違法なコンテンツ
> 5. テロリストのコンテンツ
> 6. 露骨な性的表現を含むコンテンツ
> 7. 不適切なコンテンツ
> 8. 危険なコンテンツおよび中傷的なコンテンツ
> 9. なりすまし
> 10. 利害に関する問題

　上記がGoogleの禁止事項です。それぞれの項目のリンク先で細かい定義を見ることができますが，これに該当しないと削除は受け付けてもらえません。

　たとえば7の不適切なコンテンツに関しては，「わいせつ，冒涜的，不適切な言葉やジェスチャーを含むコンテンツ」，8の危険なコンテンツおよび中傷的なコンテンツは「自分自身または他者に危害を加えると脅す，または危害を加えることを奨励している」，「個人または個人で構成されるグループを中傷，威嚇，攻撃している」，「人種，民族，宗教，障がい，年齢，国籍，従軍経験，性的指向，性別，性同一性や，制度的人種差別や疎外化に結び付くその他の特性に基づいて，個人またはグループへの憎悪を促す，差別を助長する，または誹謗している」とされていますので，こちらとしては患者さんの一方的な勘違いである，と主張したい内容であっても，上記の禁止事項に含まれなければ違反していないと解釈されます。

　つまり，よほどのことがない限り，削除できないと思ってよいでしょう。

口コミに返信する

　これまでの筆者の経験上，GoogleMap上の口コミが実際に削除されたケースはほ

とんどありません。そのため，低評価の口コミへの対策としては口コミに返信するというのが現実的な方法となります。

　口コミに対する返信は，Googleマイビジネスに登録していれば可能になります。返信内容は，基本的にはシンプルにお詫びをして，改善に対する取り組みを書き込むのがセオリーです。

> **待ち時間が長すぎる！　という口コミへの返答例**
>
> 待ち時間が長く大変ご不便をおかけして申し訳ございません。
> 当院では，混雑や順番に関するご不便を改善するため，2019年12月をめどに，順番待ちのシステムを導入することにいたしました。今後は患者さんにより良い環境をご提供するようにいたしますので，なにとぞよろしくお願いいたします。

　臨床に関する内容などでは，こちらの弁解も掲載したいところですが，「いいわけ」のような記載をしてしまうと，さらに相手から批判され，どんどん悪い状態に転がっていってしまうこともあります。これがいわゆる「炎上」という現象です。

　一度炎上してしまうと，その収拾には時間と労力が必要になりますので，こちらの言い分はぐっと飲み込んで，大人の対応で臨むことが重要です。何よりも事態を収束させることが大切です。

　また，この返信で書き込み者本人が納得した場合は，評価の星の数や内容の訂正，口コミ自体の削除をしてもらえる場合もあります。

Googleストリートビュー（インドアビュー）の導入

　GoogleMapには，道路からの外観が見られるストリートビューという機能がありますが，建物や店内に入って中を見ることができるタイプのストリートビューもあります。これは「インドアビュー」とも呼ばれています。ストリートビューはお店だけでなく医療機関も対象となっていて，院内を回遊できるようにしたり，360°パノラマ写真を掲載している医療機関もあります。

　公道でGoogleが専用車を使って撮影している従来のストリートビューとは違いGoogleMapに院内写真を反映させる場合は，基本的に自分たちで撮影して，投稿して掲載する必要があります。

パノラマ写真を投稿する

　Google ストリートビューの院内パノラマ写真は，スマートフォンアプリの「Google ストリートビュー」を使って投稿ができます。スマートフォンのカメラでいろいろな角度から写真を撮って，その写真をアプリの機能でつなぎ合わせることで，360°パノラマ写真をつくるというものです。

　撮影の手順は，以下の通りです。

1. アプリストアから「Google ストリートビューアプリ」をダウンロード (無料)
2. アプリを立ち上げて，アプリの指示に従って写真を撮影
3. 撮影した写真を GoogleMap のクリニック名と紐付けてアプリ内で投稿

　この方法であれば，15分もあれば撮影できてしまいます。ただし，アプリで写真をつなぎ合わせますので，継ぎ目の部分がぴったりにつながらないこともあります。

　もっと美しく撮りたい場合は，360°撮影ができるカメラを使いましょう。2万円前後から購入が可能です。購入した360°カメラで撮影する場合は，カメラとスマートフォンを bluetooth などで連携して，スマートフォンをカメラのシャッター替わりに使います。シャッターを押す人が隠れていれば，無人の部屋をきれいに撮ることができます。

専門業者による撮影

　院内写真は簡単に投稿できるので，自分で撮影して投稿するのをお勧めしますが，施設内が広く，たくさん撮影したい場合は，業者に依頼するとよいでしょう。

　その際に気を付けたいのは，正しい知識を持って依頼することです。たとえばストリートビューの院内撮影をすると SEO 対策になるとか，Google の代理店と称して営業する業者※もあるようですが，どちらも全くのデマですので，そのような業者は避けて下さい。

※条件を満たす360°写真を一定数アップしたフォトグラファーに送られる「ストリートビュー認定バッジ」という制度はありますが，それは代理店ではありませんので，ご注意下さい。

医療従事者向けページをつくる

　ここまでは，主に患者さんや求職者に向けたページについて解説をしてきましたが，最後に医療従事者向けのページについて解説します。

　医療従事者向けのページは，主に患者さんの紹介や医療連携の相談をすることを目的に作成するページを指します。ページの閲覧者としては近隣のクリニックや病院の地域医療連携室，ケアマネジャーなどが対象となります。掲載する情報は，自院の医療体制や診療報酬の加算の算定状況，設備，実績，連携の際の進め方などです。さらに，カルテの共有の可否や対応可能な専門医療を記載すると，ケアマネジャーなどが利用者に説明する際の資料としても利用することができます。

　また，病院や手術を行う施設なら，施設の共同利用に関する内容を記載するとよいでしょう。

　このページは，1ページにまとめてもいいですし，印刷して保存版的に常備してもらうため，冊子風にしてpdfなどでダウンロードできるようにしてもよいでしょう。

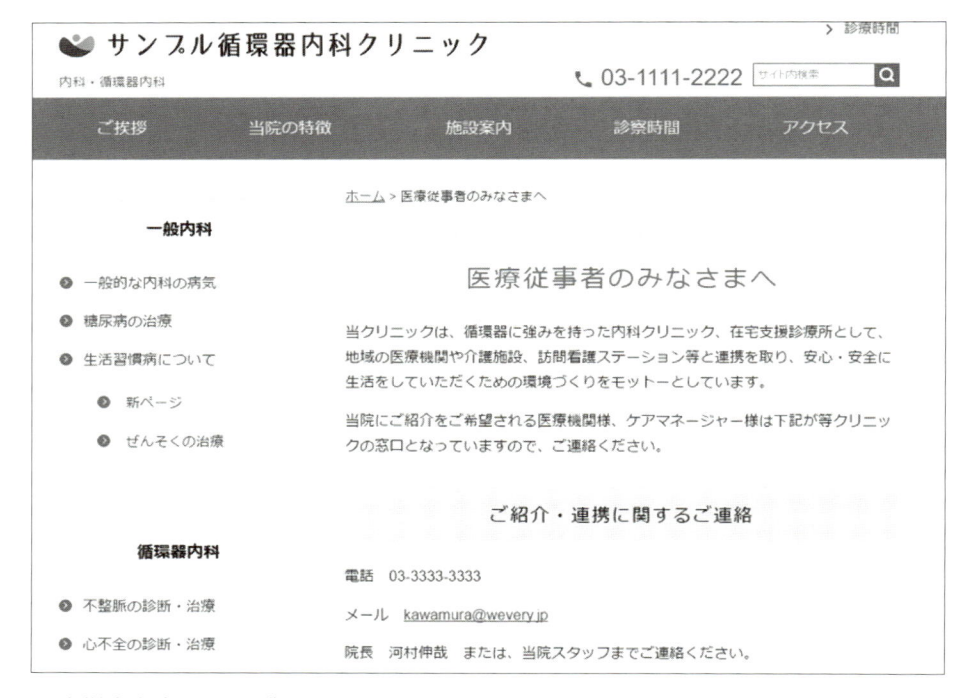

医療従事者向けページの例

6章

診療科目別ページ構成案

クリニックのオフィシャルサイトをつくる上で，ページ数を多くすることの有効性は前述してきた通りですが，その際は「1疾患，1ページ」を目指してコンテンツを作成していくのが常套手段です。

当然，診療科目ごとにその内容が違ってきますので，本章では診療科目別に必要となるコンテンツについて例示していきます。

(1) 内科

専門性を明確に打ち出す

　診療領域が広い内科は，慢性疾患も含め日常的な医療需要も高いことから，当然競合も多く，差別化も難しい診療科です。患者さんを全人的にサポートする「総合内科」を標榜する場合もありますが，患者さんの受診目的への配慮などから内科の中でも得意とする専門領域を明確にすることが一般的です。

　オフィシャルサイトでも，一般的な内科疾患に関するコンテンツのほか，自院の強みとなる専門領域に関する解説，さらに予防接種，健診などのコンテンツを整える必要があります。

一般的な内科疾患のコンテンツ

　クリニックのオフィシャルサイトを見た患者さんには，「自分に合致する疾患名や症状が書いてあれば来院，書いてなければ来院しない」という明確な性質があります。

　そのため，風邪の諸症状，発熱，頭痛，腹痛などの基本的な情報もおろそかにせず，それぞれ1ページは作成したいところです。あわせて，生活習慣病や花粉症などのコンテンツもあるとよいでしょう。

専門性のあるコンテンツ

　内科の専門領域は，以下のようなものが考えられます。

- ・循環器
- ・呼吸器
- ・消化器・胃腸
- ・感染症

それぞれには，たとえば次のようなページが必要になります。

内科の専門領域別コンテンツ

科　目	作成すべきページの例	実施していれば記載すべき項目の例
循環器	・循環器の病気について ・不整脈，息切れ ・動脈硬化 ・虚血性心疾患（狭心症・心筋梗塞） ・糖尿病関連 ・睡眠時無呼吸症候群	エコーによる診断
呼吸器	・呼吸器の病気について ・気管支炎 ・喘息 ・COPD ・禁煙外来	アレルギー疾患の診療
消化器・胃腸	・消化器（胃腸）の病気について ・過敏性腸症候群 ・逆流性食道炎 ・ピロリ菌の除去	内視鏡検査の案内
感染症	・流行している感染症について ・インフルエンザ ・麻疹，風疹 ・予防接種	予防接種の種類や料金

予防接種・健診・検査のコンテンツ

　特に内科クリニックのオフィシャルサイトに不可欠なのは，予防接種や健診，検査のコンテンツです。

　予防接種については，これだけで1つのページ作成するイメージで書きます。実施している接種の一覧だけでなく，それぞれにかかる金額を明確にしていくことも大切です。公的な助成があるのか，完全自費なのか，また対象者の年齢制限なども必要な情報です。

　また，健診については，特に雇用時健診がネット検索経由で来院すると期待できますので，金額と検査項目を明記しましょう。もちろん，オプション検査についても同様です。

内科クリニックのページ構成の例

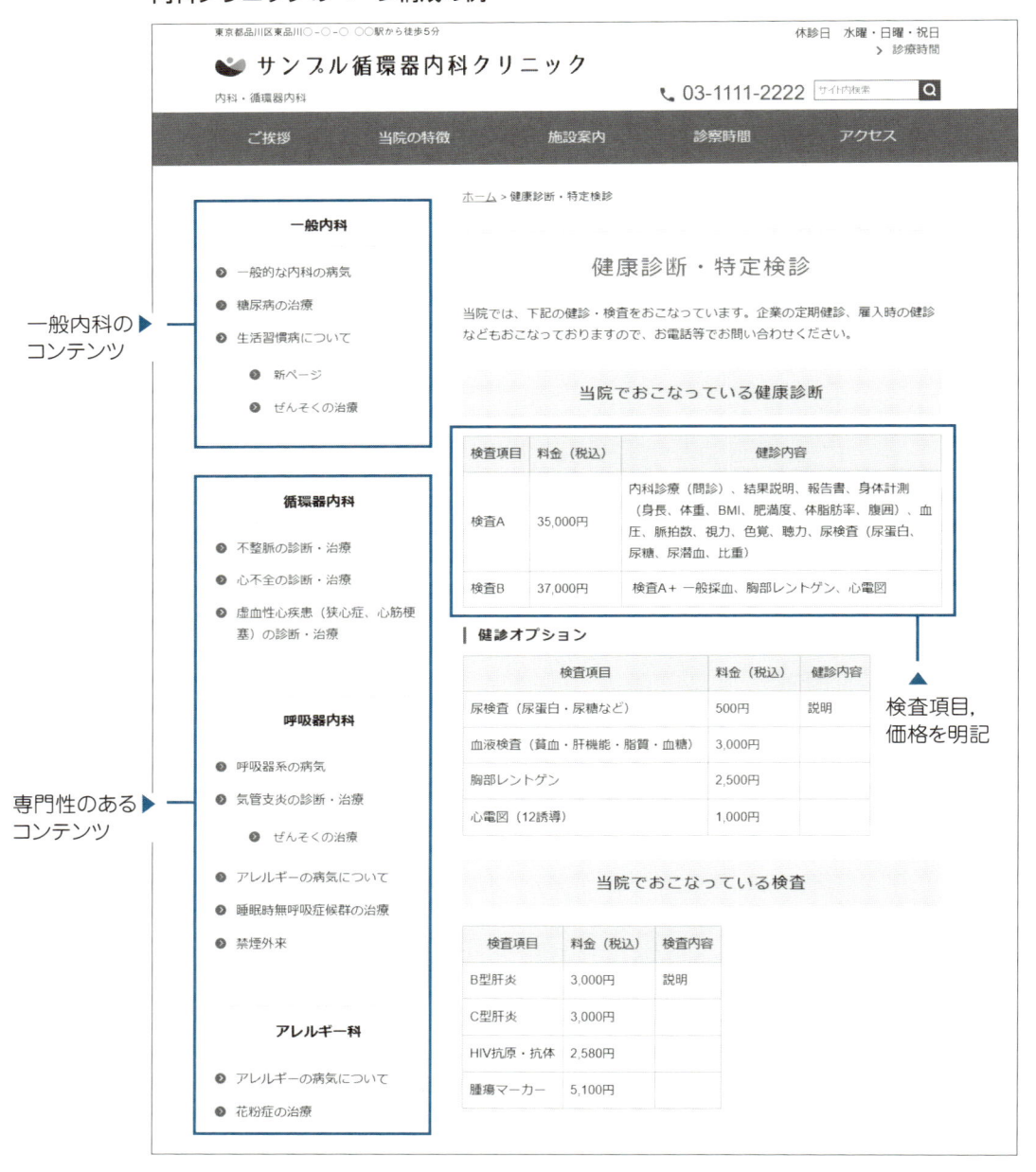

一般内科の
コンテンツ ▶

専門性のある ▶
コンテンツ

サンプル循環器内科クリニック
東京都品川区東品川○-○-○ ○○駅から徒歩5分
内科・循環器内科
休診日 水曜・日曜・祝日
＞ 診療時間
☎ 03-1111-2222

ご挨拶　当院の特徴　施設案内　診察時間　アクセス

ホーム＞健康診断・特定検診

健康診断・特定検診

当院では、下記の健診・検査をおこなっています。企業の定期健診、雇入時の健診などもおこなっておりますので、お電話等でお問い合わせください。

当院でおこなっている健康診断

検査項目	料金（税込）	健診内容
検査A	35,000円	内科診療（問診）、結果説明、報告書、身体計測（身長、体重、BMI、肥満度、体脂肪率、腹囲）、血圧、脈拍数、視力、色覚、聴力、尿検査（尿蛋白、尿糖、尿潜血、比重）
検査B	37,000円	検査A＋ 一般採血、胸部レントゲン、心電図

健診オプション

検査項目	料金（税込）	健診内容
尿検査（尿蛋白・尿糖など）	500円	説明
血液検査（貧血・肝機能・脂質・血糖）	3,000円	
胸部レントゲン	2,500円	
心電図（12誘導）	1,000円	

当院でおこなっている検査

検査項目	料金（税込）	検査内容
B型肝炎	3,000円	説明
C型肝炎	3,000円	
HIV抗原・抗体	2,580円	
腫瘍マーカー	5,100円	

検査項目,
価格を明記

一般内科
- 一般的な内科の病気
- 糖尿病の治療
- 生活習慣病について
  - 新ページ
  - ぜんそくの治療

循環器内科
- 不整脈の診断・治療
- 心不全の診断・治療
- 虚血性心疾患（狭心症、心筋梗塞）の診断・治療

呼吸器内科
- 呼吸器系の病気
- 気管支炎の診断・治療
  - ぜんそくの治療
- アレルギーの病気について
- 睡眠時無呼吸症候群の治療
- 禁煙外来

アレルギー科
- アレルギーの病気について
- 花粉症の治療

そのほかのコンテンツ

　小児科を標榜していなくても，親子など家族全員が一緒に受診するクリニックも多くありますので，「○歳以上は診療します」といった情報を発信することで，患者さんの層を広げることが可能です。

　また，最近では漢方の処方を希望する患者さんも増えており，ネットでキーワード検索する人も多いようです。漢方の場合は，薬の名前での検索も多いので，処方実績のある薬を列挙したうえで，漢方の処方にも応じる旨のコンテンツを作成するのも有効です。

(2) 整形外科

身体の部位別のコンテンツ

　整形外科の場合は，基本パターンとして身体の部分別にコンテンツをつくるのが王道になります。

- ・首
- ・肩
- ・腕，手，肘
- ・背中
- ・腰
- ・足，膝

　それぞれの部位別にどんな症状があるのか，どんな疾患が疑われ，どのような治療を行っているのかを解説します。肩であれば肩こりや四十肩，腰であれば腰痛，腰椎椎間板ヘルニアなどをコンテンツに入れていくのがよいでしょう。

　これらの説明に加えて，

- ・外傷，創傷
- ・捻挫
- ・骨折
- ・痛み全般の治療
- ・リハビリについて

などの一般的な外傷治療や痛みの治療，リハビリについてコンテンツをつくるのも有効です。外傷，骨折，捻挫などでは1ページ分のボリュームが確保できない場合は，合わせて1つのページとしても問題ありません。

　リハビリに関しては概要だけでなく，導入している機器や理学療法士の紹介などを盛り込んでコンテンツをつくり込むことができます。

　大規模なリハビリを実践していたり，メディカルフィットネスを運営している場合は，運営時間などが一般の外来診察時間と異なる場合がありますので，複数ページにコンテンツを分けるなどの工夫も必要です。

併せて追加したい専門コンテンツ

上記に併せて，以下のような疾患別コンテンツも追加してはどうでしょう。

- ・リウマチ
- ・骨粗鬆症
- ・ぎっくり腰
- ・スポーツ外傷，障害の治療

これらは患者数が多く，インターネット上でも多く検索されているキーワードなので，整形外科クリニックの特色を打ち出すうえで有効なコンテンツになります。これらの疾患の治療を強みとしているクリニックなら治療内容などを深く掘り下げたページをつくれば，増患効果が期待できます。

専門領域をblogコンテンツとして活かす

整形外科に限りませんが，強い専門領域を持つクリニックでは，それを掘り下げたblogを展開し，定期的に更新していくことをお勧めしています。

たとえばリウマチが専門ならば，症状，症例，薬，患者さんとの小話など（もちろん患者さん個人が特定できないような内容）をblogに記載することで，リウマチに関するページが増え，Googleから「リウマチに強いクリニック」との評価が定まってきます。

整形外科のように，多くの医療スタッフが勤務するクリニックでは，院長だけでなく，理学療法士などのblogのコンテンツを立ち上げるとオフィシャルサイトが活性化します。その場合に気をつけたいのは，スタッフにblogの内容を任せると個人的な日記風になってしまいがちなので，できるだけ専門的な内容（肩こりを楽にする方法や，日常できる運動，いま流行っている○○体操など）について定期的に記載するよう指示する必要があります。

とある糖尿病内科クリニックの例では，患者さんに食事指導をしている管理栄養士が紹介する健康食のレシピblogが好評を呼び，ネット上の口コミから増患に結びついたそうです。

(3) 眼科

基本となる５つの疾患＋花粉症コンテンツ

眼科に欠かせないコンテンツは，次の５項目になります。

- ・白内障
- ・緑内障
- ・糖尿病網膜症
- ・加齢黄斑変性
- ・ものもらい

ものもらいは，麦粒腫という疾患名でページにしてもよいのですが，検索サイト対策を考えると「ものもらい」という検索されやすいワードにしておいたほうが有利です。関西のクリニックであれば関西呼称の「めばちこ」としても面白いと思いますが，カッコ書きをうまく使って「麦粒腫（ものもらい・めばちこ）」などとするとよいでしょう。

この５項目に併せて，花粉症のコンテンツは眼科では今や必須です。アレルギー性結膜炎と一緒にしてもよいのですが，検索サイト対策を考えると一般名称として定着している「花粉症」を前面に押し出してページを作成するほうがよいでしょう。

手術系のページ

白内障の日帰り手術など，手術を積極的に行っているクリニックであれば，その記載も検索対策として有効です。どのような病気に対する手術かということに加えて，手術の内容や手術時間，来院スケジュール，予約方法，手術前・後の患者さんの過ごし方や，よくある質問のコーナーなどを設けて，患者さんの「わからないから行きづらい」という気持ちを払拭する必要があります。

併せて追加したい専門コンテンツ

上記に加えて次のような専門コンテンツも検討対象となります。

- ・ドライアイ
- ・網膜剥離

- ・コンタクトレンズ関連
- ・眼瞼下垂
- ・逆さまつげ
- ・斜視
- ・弱視
- ・結膜炎
- ・霰粒腫
- ・翼状片

　ドライアイなどは，多くのメディアで取り上げられてきたので，すっかり定着したキーワードです。積極的に追加しましょう。

　翼状片のように治療に手術が伴う疾患の場合は，クリニックのコンテンツとして掲載しにくい面がありますが，逆に手術対応が可能であれは，強みとして積極的にアピールしたい項目です。

　また，次のように症状からアプローチしてページを作成してもよいでしょう。

- ・目がかゆい
- ・目が腫れている
- ・涙が止まらない
- ・目に出血がある

　出血に関しては，実際起こっているかは別として，どのように検索されているのかを想定してページ名称を決めるという意味では有効だと思います。

　このように，眼科の疾患を1つひとつページ化することで，オフィシャルサイトのボリュームを膨らませていくことができるのです。

（4）耳鼻咽喉科

部位別の疾患＋花粉症やめまいコンテンツ

まず耳鼻咽喉科に欠かせないコンテンツで重要になるのは，次の３つのページです。

- ・耳の症状・疾患
- ・鼻の症状・疾患
- ・喉の症状・疾患

これらのページでは，部位別にどんな症状があるのか，どんな疾患が疑われ，どのような対応をするのかを解説します。

- ・耳のページ：耳の痛み，かゆみ，中耳炎，耳鳴り，難聴など
- ・鼻のページ：鼻水，鼻づまり，鼻炎，副鼻腔炎（蓄膿），嗅覚障害
- ・喉のページ：喉の痛み，声がれ，声のかすれ，扁桃腺の症状

などが記載すべきコンテンツとして考えられるでしょう。

中耳炎や難聴などはよく知られている疾患なので，それらを独立させて１つのページにするのもよいでしょう。

これらに併せて，花粉症，めまいのコンテンツも有効ですが，めまいについては，所属する医師の専門にもよるので，得意ではないならば省いても構いません。

たとえば，難病に指定されているメニエール病に対して積極的に取り組んでいるクリニックは，専用ページを準備してより丁寧な説明を心がけて下さい。

花粉症については，舌下免疫療法はネット上の検索数が増えつつあるので，実施をしている場合は独立させて記載するのがよいかもしれません。

併せて追加したい専門コンテンツ

上記に併せて次のような専門コンテンツも追加できるか検討して下さい。

- ・子どもの治療について
- ・補聴器外来
- ・予防接種
- ・内視鏡などの検査

耳鼻咽喉科で子どもを診察するのは一般化しているかもしれませんが，初診の場合は，記載があると安心して子どもを連れて行くことができます。注意事項や方針を記載して1つのページとして下さい。

　予防接種については，内科や小児科で接種するのが一般的ですので，取り組んでいる場合は記載しましょう。他院と差別化ができ，来院の動機になりますし，親子で同時接種できるならば，なおさら明記したいものです。

　内視鏡検査や手術の設備があるクリニックでは，専門性の高さもPRしたいところです。

　耳鼻咽喉科のコンテンツについては，シンプルな部位別の症状に併せて，治療に力を入れたい疾患についての個別ページをつくることがオフィシャルサイトの王道パターンになります。

（5）皮膚科

罹患率が高い疾患と強みとする疾患を絞り込んで掲載

疾患や治療行為，部位別にページを作成するという基本は，あらゆる診療科に共通するものですが，広いレパートリーをカバーする皮膚科の場合は，ともするとサイドメニューがアンバランスに長くなってしまう可能性があります。

そのため，罹患率の高い基本的な疾患と，所属する医師が強みとする疾患をまず絞り込んで掲載し，ほかの細かい部分については，blogで補うという3段構えにすることでバランスよく収まります。

大きな3カテゴリー

皮膚科については，大きく下記の3つのカテゴリーからのアプローチが必要です。

- ・疾患名からのアプローチ
- ・症状や皮膚の状態からのアプローチ
- ・医療機器や施術方法（特に美容系）からのアプローチ

患者さんがどのように検索してオフィシャルサイトにたどり着くのかを考えると，「アトピー性皮膚炎」のように疾患からアプローチしてきた人もいれば，「肌が乾燥する」のように症状からアプローチする人もいます。また，美容系を中心に，「ケミカルピーリング」「レーザー治療」のように，施術や機器からアプローチする人もいます。

このため，それぞれにカテゴリーをつくり，そのカテゴリーの中に，数ページ（場合によっては数十ページ）ずつページを作成していくのが皮膚科のページ構成のイメージです。

疾患名のページ

以下は基本的な疾患名でカテゴリー分けしたページとして必須項目になります。

- ・皮膚疾患全般について
- ・肌のトラブル
- ・火傷，水疱の治療
- ・あせもの治療

- かぶれ，湿疹の治療
- 蕁麻疹の治療
- 切りきず，擦りきずの治療

　必須とは書きましたが，どこでも当たり前にやっていることを項目にするだけです。「皮膚疾患」「肌のトラブル」「湿疹」などは内容が似てしまうことを心配してしまいますが，対象患者さん（閲覧者）の層が異なるので問題はありません。

　「皮膚疾患」は不特定多数の人向けのキーワード，「肌のトラブル」は女性中心で，自由診療系の項目も追加できるページです。「かぶれ，湿疹」などはその疾患の状態を患者さんの側で把握できている場合のキーワードということになります。

疾患に関するの選択項目

　以下はさらに疾患や治療内容を詳しくしたもので，治療を積極的に行っている場合にはぜひ記載して下さい。

- アトピー性皮膚炎の治療
- 帯状疱疹（ヘルペス）・帯状疱疹後神経痛の治療
- たこ（胼胝）・ウオノメの治療
- 乾燥肌の改善
- ほくろの除去
- イボの治療
- 水虫・爪白癬の治療
- にきびの治療
- 巻き爪の治療
- シミの除去
- 子どもの皮膚疾患について
- ピアスの穴あけ
- 抜け毛・薄毛の治療（AGA）

　上記以外でも，最近話題の「二の腕のぶつぶつ・毛孔性苔癬（毛孔角化症）」「口唇ヘルペス」「とびひの治療」など，キーワードを挙げればきりがないのですが，20ページ前後を目安に増やしていくのがよいでしょう。

また，皮膚科の場合，患者さんは複数のクリニックを比較していると考えると，治療前後の症例写真を掲載したほうがより効果的です。施術の経過が一目でわかれば，受診への安心感につながります。

　中には，誰もが閲覧できるWebサイトにふさわしくない写真もあるかもしれませんが，その際はイラストで代替してもよいでしょう。なお，治療前後の写真の掲載については広告ガイドラインとの兼ね合いもあるので，そちらも参照して下さい（第3章 p.87 参照）。

症状や皮膚の状態のページと，医療機器や施術方法のページ

　症状については，「かゆみ」「腫れ」など，患者さんの主観や見た目の症状についてのキーワードで，医療機器や施術については「ケミカルピーリング」や「レーザー治療」など導入している機器名をキーワードとしたアプローチとなります。

　なお，疾患の項目で作成した「にきび」のページと「ケミカルピーリング」のページの内容はほぼ同じだから，1つのページでよいのではないかということをよく聞かれますが，これは，双方の検索動線が異なるので同じにはできません。

　結局は同様の内容となるかもしれませんが，「にきび」については，「にきびとは」という説明から始めて，様々な治療法の1つに，「ケミカルピーリングがあります」という流れです。一方，「ケミカルピーリング」のページは，最初からケミカルピーリングを深く掘り下げた内容になります。ページの構成としては別のページとして記載してもよいですし，トップページにある「ケミカルピーリング」をクリックすると，「にきび」のページの「ケミカルピーリングの説明」にジャンプさせるという形でも構いません。

　これは他の内容でも同様で，たとえば「レーザー治療」のページから，「シミ取り」「あざの除去」「赤ら顔の治療」などへのリンクを張る，「シミ取り」のページから「レーザー治療」のページに行くなど，基本的には相互でリンクを張り，「疾患ページ」と「施術や機器のページ」が双方向に行き来できるような形でページをつくるとよいでしょう。

自由診療の項目

　自由診療の情報としては，患者さんにとっては治療費がいくらかかるのかが最大の関心事項の1つです。広告ガイドラインの規制もありますが，価格は必ず明記するようにして下さい。たとえば，ほくろの除去はどのくらいの大きさでいくらなのか，シミ取りレーザーの場合はどの単位（面積，数など）でどのくらいの値段なのか，アフターケアにかかる薬品代金なども含め，個別性を考慮した詳細な情報が望まれます。

(6) 小児科

4つの基本的なページ構成

小児科では，以下のページ構成がベーシックになります。

- ・一般的な子どもの病気
- ・子どものアレルギー
- ・予防接種
- ・乳児健診・幼児健診

特に重要なのは予防接種のページです。接種時期と，自費負担接種の場合は価格を掲載するのは一般的な内科の場合と共通する基本事項です。また公的助成については，市役所などの該当Webサイトにリンクを張るということでも対応可能です。

こまめな情報提供が必要

予防接種については，接種するワクチンの種類やスケジュールなどが変わることがあるので，こまめな情報更新が必要です。全診療科目の中で最も頻繁に更新しなければならないかもしれません。

自院のオフィシャルサイト内ですべての情報提供ができればベストなのですが，限られた時間の中でカバーするのは難しいと思いますので，自治体や保健センター，関連学会，国立感染症研究所，製薬メーカーなどのWebサイトのリンクを掲載するなど，工夫をしながら情報を補うことが大切です。

より専門性を追求する場合

小児特有の，またはかかりやすい特定の疾患への対応を専門にしている場合は，その記載もクリニックの特徴を表す大きな要素となります。

以下は疾患などを列挙したものですが，疾患や症状別の専門医をネットで検索し，少々遠くても来院する患者さん・ご家族も多いことから，積極的に掲載していきたいものです。

また，専門領域をさらに深堀りしてアピールする場合は，blogを利用するとよいでしょう。

- 小児喘息
- アレルギー疾患 (食物アレルギー，アトピー性皮膚炎など)
- 発達障害
- 児童心理
- ADHD・LD
- 膠原病，リウマチ，川崎病などの疾患
- 夜尿症
- 低身長
- てんかん，発作
- いびき，アデノイド肥大
- 子どもの肥満 (生活習慣病)

(7) 泌尿器科

しっかりとしたコンテンツ作成で広域からの集患が可能

　泌尿器科クリニックは，施設数自体が比較的少ないこともあって，しっかりとした専門のコンテンツが構築されていれば，オフィシャルサイトを経由した，広域からの集患が期待できます。

　基本になるのは，以下のようなコンテンツです。

- ・排尿障害の治療
- ・膀胱・精巣の病気
- ・膵臓の病気
- ・腎臓の病気
- ・肝臓の病気
- ・男性の更年期障害（加齢男性性腺機能低下症候群）
- ・夜尿症，おねしょ
- ・性感染症の治療
- ・前立腺の病気
- ・EDの治療

　排尿障害については，テレビCMにもなってキーワードとして一般化してきているので，1つのコンテンツにするのがわかりやすいでしょう。

　膀胱や膵臓，腎臓などの臓器のキーワードについてもそれぞれ個別のコンテンツにしたいところです。

　また，子どもも診察するクリニックであれば，夜尿症やおねしょなど，子どもに多い症状とその治療方針を中心とした専門コンテンツがあると，そこから患者さんの幅が広がります。

検査など

　泌尿器科は特有の検査をはじめ，基本的に検査の多い診療科で，デリケート部分なだけに受診をためらう患者さんも多いでしょうから，実施している検査をわかりやすく説明し，検査のハードルを下げるようなコンテンツが必要です。その際にはもちろん，検

査料金（目安）や所要時間もしっかり記載するようにして下さい。

　また，検索されやすい「精子検査」「ブライダルチェック」などを実施しているクリニックなら，それぞれをコンテンツ化するとよいでしょう。

(8) 精神科・心療内科

インターネットとの親和性が高い診療科目

　精神科・心療内科は，「抑うつ」をはじめとした様々な精神症状，および薬物に関するキーワードで，特にインターネットで情報収集されることの多い診療科目です。それだけに，ネットを最大限に活用して，患者さんに適切な情報提供をしていく必要があります。

「うつ」を中心としたベーシックなページ構成

　精神科・心療内科では，次のような疾患の項目がベーシックなページ構成になると思われます。

- ・抑うつ，気分障害の相談・治療
- ・ストレスの相談・治療
- ・不眠症，睡眠障害の治療
- ・パニック障害の治療
- ・社交不安障害（SAD）の治療
- ・強迫性障害の治療
- ・摂食障害（拒食症・過食症）の治療

　それぞれのページには，疾患の概要だけでなく，チェックリスト（これが当てはまったら治療が必要）などのコンテンツや，治療法に関する情報などを記載していきます。特に薬物療法については，多剤・大量処方や，過量服薬が社会問題化しているだけに，処方の方針や減薬への取り組み，服薬指導などの考えを明確にすると，クリニックへの信頼感が高まります。

blogを活用して特徴を出す

　精神科・心療内科の場合，自院の特徴をどのように打ち出していくかがカギになります。
　上記のような基本的な疾患のページだけだと，どうしても見た目の横並び感が否めません。たとえば東京などの大都市圏では1つの駅周辺に複数の精神科・心療内科があるのは珍しくありません。また，自宅や職場の近隣の精神科・心療内科は人目を気にして受診しにくいということも考えらるため，患者さんにとっての選択エリアが他の診療科

よりも多く（広く）なっているということを念頭に置いた差別化対策が必要になります。

　ただし，差別化対策の1つとしてオフィシャルサイトでも専門性を追求していくのは，もちろんメリットも多いのですが，逆に専門領域以外の症状をもつ患者さんの足が遠のくかもしれないというデメリットもあります。たとえば，需要の多い「うつ」の診療を強調するあまり，神経症性障害やストレス関連障害は専門外なのではないか，といった誤解が生じる可能性があるわけです。

　そこで，オフィシャルサイト全体はあくまでも網羅的なコンテンツにして，blogで深く専門を掘り下げていくのが有効な手段となります。院長がアルコールなどの依存症が専門であれあば，具体的な症状や症例，薬，患者さんとの小話など（もちろん患者さん個人を特定できないように工夫します）をblogに書くことで依存症に関するページが増え，Googleから「依存症治療に力を入れているクリニックだ」と評価されるようになります。また，児童・思春期の患者さんを数多く診てきた院長であれば，blogが小児科医の目に留まり，患者の紹介に繋がる可能性もあります。

　精神科・心療内科クリニックのオフィシャルサイトでは，blogを武器の1つとして専門性を追求していくことが活性化の秘訣になりそうです。

（9）産婦人科，婦人科

入院分娩施設がある産婦人科のコンテンツ

　分娩の扱いがある産婦人科の場合は，入院に関する説明や価格についての記載がまず必要になります。

　また入院前，入院中，退院後で閲覧層がそれぞれ違いますので，コンテンツは次のような3ステージでの構築にするとよいでしょう。

1. 妊娠中の方
   - 妊娠かな？と思ったら
   - 当院で出産をご希望の方（出産料金などの情報も含む）
   - 妊婦健診について
   - 里帰り出産について
   - 各種スクール（パパママ教室，マタニティビクス，マタニティスイミング）の案内
2. 入院（分娩）について
   - 入院から退院まで
   - 無痛分娩，和痛分娩など
   - 食事やアメニティ，施設の紹介
   - お見舞いの方向けのコンテンツ
3. 出産後
   - 乳児健診
   - 産後健診
   - 各種スクール（子育て相談）の案内
   - 母乳外来

　出産を控えて，不安になる人が多いので，ステージごとにどのようなことをして，どのような手続きをすればよいのかという部分をしっかり書き込むことが重要です。

　また，若い人の場合は，出産費用の持ち出し分がいくらになるのか，出産までの健診の費用に助成がつくのかどうかなど，費用に関することが重要な項目の1つとなるので，オフィシャルサイトに明確に記載しましょう。

近年需要が増加している無痛分娩や和痛分娩などに対応しているなら，麻酔導入のタイミングや料金などについて丁寧に記載していると受診のきっかけになります。

また，水中出産など，妊婦さんの希望を叶える用意がある場合は，その旨も明記して対応力の広さをアピールしましょう。

婦人科のコンテンツ

婦人科の場合は，次のようなコンテンツが基本になります。

- 不妊治療について
- 妊娠かな？と思ったら
- 月経 (生理) 不順の治療
- おりものの異常
- 月経痛
- カンジダ腟炎・外陰炎
- 性感染症
- 月経異常
- 更年期障害
- 低用量ピルの処方
- 避妊リング
- ブライダルチェック
- 緊急避妊薬 (アフターピル) の処方

治療や検査など，対応可能な項目をそれぞれページ化して記載をします。また，自由診療であるアフターピルなどは価格を明示しておくことも大切です。また，「ノルレボ®」など薬名で検索されることもありますので，薬名 (成分名)・価格という組み合わせで記載をして下さい。

実施の有無で追加するもの

- 婦人科系の各種健診・検診
- 婦人科系の予防接種
- 人工妊娠中絶について

- ・女性特有のがんの診断・治療
- ・自費負担の美容系サービス

　健診・検診や予防接種はほとんどのクリニックで実施していると思いますので，必ず記載をします。公的助成の有無や費用負担についてももちろん明記して下さい。

　人工妊娠中絶についても，基本は適用条件や施術，費用について記載する必要がありますが，デリケートなコンテンツだけに，対応可能であってもあまり積極的に宣伝したくないというクリニックは，無理に書く必要はありません。「書けば患者さんが来る，書かなければ患者さんは来ない」というシンプルな法則に準じて判断して下さい。

　また，プラセンタやビタミン注射など自由診療の美容系のコンテンツがあるクリニックは，他と同様，価格を明確にしてコンテンツ化しましょう。

（10）在宅医療

より地域を意識したコンテンツ構成

主に高齢患者が中心となる在宅でのケアは，1つのクリニックが提供できる医療サービスだけでは不十分で，地域単位での密な連携を必要とします。

そこで，在宅クリニックのオフィシャルサイトでは，患者さんや家族だけではなく，地域の医療・福祉関連従事者にも利用できる情報の掲載が求められます。

そのため，コンテンツは大きく「患者さん向け」と「医療従事者向け」の2つで構成します。

患者さん向けコンテンツ

在宅医療を必要とする患者さんや家族に向けて掲載すべき要素は次のものです。

- 診療エリア
- 診療時間
- 連絡体制
- 診療開始までの流れ
- 診療ポリシー
- 医師紹介
- 実績
- 可能な医療行為
- 得意なことや不得意なこと
- 利用可能な医療機器
- お薬について
- お支払いについて（振込先など）

在宅医療を必要とされる患者さんや家族に対しては，特に診療可能なエリアと医療内容，連絡先，院長の経歴を明確にする必要があります。院長の経歴などについては，挨拶ページに記載してもよいかと思いますが，常勤・非常勤を問わず，複数の医師が勤務する場合は，すべての医師の経歴を紹介して下さい。可能な限り写真も掲載したほうがよいでしょう。

「こんなことができますよ」「私はこんな人ですよ」ということを細かく記載するのが大切です。

医療従事者向けコンテンツ

在宅医療（往診対応も含む）では，地域の訪問看護ステーションやケアマネジャーなど，患者さんを紹介してくれる各種職種との連携を意識したコンテンツが必要で，患者さん向け情報と並んで用意する必要があります。内容は，患者さん向け情報の中から医療従事者にとって当たり前のことや不要なものを除いたコンテンツ構成になります。

- ・診療ポリシー
- ・経歴や経験
- ・在宅の体制
- ・可能な医療行為
- ・得意なことや不得意なこと
- ・利用可能な医療機器

これらはすべて1つのページにまとめて「医療従事者の方へ」として掲載するのがよいでしょう。オフィシャルサイトに公開するだけでなく，pdfファイルなどでダウンロードできるようにすると，パンフレット代わりになり，そのまま患者さんの家族に渡すこともできるので，利用の幅が広がります。

ページは少なく，blogの活用で身近感をアピール

これまで，オフィシャルサイトのページ数は多ければ多いほど有利であるということを説いてきましたが，在宅クリニックの場合はやや勝手が異なります。

在宅クリニックの場合は，1つのページで情報をまとめて閲覧できたほうが便利なケースが多いため，ページ構成は大きく「患者さん・ご家族向け」と「医療従事者向け」の2つでよいのです。ただし，検索サイト対策が難しくなり，見る（探す）人の利便性を損なうのが歯がゆいところです。

そこで，その機能を補うのがblogです。特に在宅医療では，一般的な外来とは異なり，患者さんや家族との触れ合いを通じて感じられる日常のささやかなエピソードがたくさんがあると思います。それを日記風のコンテンツにすることで，院長のポリシーや

人となりがわかりますし，在宅医療をより身近なものとして感じ取ってもらうことができるようになります。

　今後，ますます需要が増える診療領域なので，競合クリニックの参入も当然予測されます。blogはできる限り頻繁に更新し，その内容が口コミで広がりファンが定着するようなプロモーションを心がけて下さい。

（11）歯科

カタログを意識してのコンテンツ

　歯科クリニックの場合は，オフィシャルサイトの役割が明確です。自院のWebカタログをつくるという意識をもって，あらゆる治療メニューについて細かく記載していくことが重要です。価格や治療期間などももちろん明記しましょう。

　競争が激化している業界だけに，常に他院と比較されることを前提に考える必要があります。

　自由診療の審美治療など，特徴を強くアピールできるクリニックは別ですが，保険診療の歯科クリニックでは差別化は難しいものです。それだけに，まずはフルメニューのカタログづくりに精を出してページをつくるということになります。

歯科のコンテンツの例

　下記が基本的な歯科のコンテンツになります。

- ・こんな歯や口の中の症状はありませんか？
- ・虫歯の治療
- ・根管治療について
- ・親知らずの抜歯
- ・歯周病（歯槽膿漏）の治療・予防
- ・入れ歯（総義歯・部分義歯）
- ・インプラントについて
- ・ホワイトニング
- ・お子様の歯の治療について
- ・歯の矯正について
- ・受け口の治療・矯正（下顎前突，反対咬合）
- ・顎関節症について
- ・フッ素塗布について

　歯科もまた，価格が患者さんの大きな関心事項の1つになりますから，保険診療でできるものは，あえて「保険治療」などと明記してもよいでしょう。自由診療については

もちろん価格を明示して下さい。

コンテンツの中で院長の専門分野がある場合は，ページにそれを記載してもよいでしょう。たとえば補綴歯科出身の先生は，義歯のコンテンツに大学で補綴歯科の研鑽を積んだことを記載するのが有効です。ここであえて義歯のコンテンツに，としたのは，トップページや院長のプロフィールに専門を記載をしてしまうと，義歯専門の歯科と勘違いされる可能性があるからです。そのため，義歯に関心のある人だけに「こっそり」教えるという感じでよいでしょう。

治療前・後の実績写真を掲載することも，現在は当たり前になりました。ただし，中には一般の閲覧者に不快なイメージを与えてしまうカットもありますので，その場合はイラストなどで補う工夫も必要です。治療前後の写真の掲載については広告ガイドラインの兼ね合いもあるので，こちらも参照して下さい（第3章 p.87 参照）。

専門コンテンツは「熱く」「長く」

矯正やインプラントなどの専門歯科については，その掘り下げコンテンツと院長の治療にかける「熱い思い」のコンテンツが必要です。この「熱い思い」については，一般的な治療でも記載するほうがベターなのですが，特に専門分野では，志や治療のポリシーを「熱く」「長く」語って下さい。Webサイトは興味のある人が続きをどんどん読んでいくタイプのメディアですから，長く綴ったほうが効果的で，来院にも繋がりやすい傾向がみられます。

コンテンツの掘り下げについては，あえて難治症例をコンテンツに入れます。患者さんにとっては院長の手技だけが頼りです。研鑽を重ねてきたせっかくの腕前を患者さんにしっかりとアピールして，相互の信頼感を築きましょう。

オフィシャルサイト以外の広報戦略

「あらゆる広報はオフィシャルサイトに集約せよ」の原則
に基づいて，これまでは，Webサイトの作成を中心に
お話をしてきました。

オフィシャルサイトが広報戦略に重要なツールである
ことは間違いないのですが，クリニック自体を知って
もらう手段はそれ以外にもあります。

本章では，オフィシャルサイト以外の様々な広報物と
効果的に連携させていく方策についてお話します。

刷り込み効果を狙え（オムニチャネルとは）

あらゆる広報をオフィシャルサイトに集約するために欠かせないのが，媒体と媒体の連携です。Webサイトであればリンクを張る，紙媒体であれば検索キーワードの提案（例：「かわむらクリニックと検索して下さい」）やQRコードの掲載などが考えられます。

スマートフォンの普及に伴って，世界中どこからでもインターネットへアクセスできるようになっているので，どこかの媒体で自院の情報を見たときに，「ここを見たい」と思ってもらい，検索などの行動に移してもらう必要があります。そのための重要な考え方として「オムニチャネル」というものがあります。

オムニチャネルとはomni（すべて）channel（チャンネル）を統合させた造語で，すべての広報チャンネル（媒体）を単体で使うのではなく，うまく連携させていく様子のことを指すマーケティング用語です。すべてのチャンネルということですので，インターネットだけでなく，書籍やチラシ，看板，電車の広告，口コミ・掲示板など，情報が記載されている，またはわかるものすべてを指します。スマートフォン時代になって，媒体同士が連携しやすくなっているということが背景にある考え方です。

情報が溢れている時代のこれからの広報は，オムニチャネルを意識しないと効果は上がりません。ありとあらゆる媒体を繋げて，媒体を見ているユーザーの脳に情報が刷り込み，最終的に購買へと繋がると考えてください。

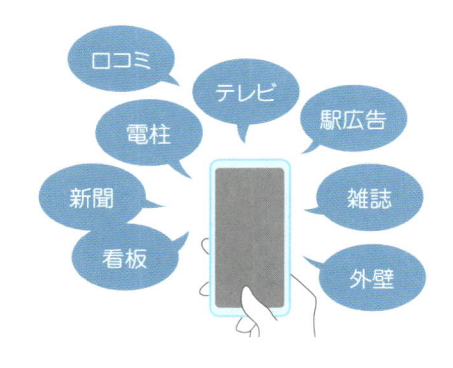

普段は気に留めなくても，必要なときに思い出す

たとえばAクリニックの情報が看板，電柱広告，駅やバス停の広告など，街のあらゆるところに出てくるとします。普段，健康な状態の場合は気にも留めないかもしれませんが，いざ，病気になったときに，「そういえばAクリニックの名前をよく目にする」と思い出し，スマートフォンなどで「Aクリニック」と検索します。そして診療日時などを調べて来院する，といった流れをつくり出す。これがオムニチャネル戦略が成功している状態です。

ですから，最終着地点となるオフィシャルサイトが最重要なのはもちろんのこと，そこに誘導を促す様々な媒体も「刷り込み効果」を狙うための工夫が必要になります。どの媒体が目に留まるか，記憶に残るかは人それぞれですので，できるだけ多く露出していくことが重要です。

クリニック名とロゴマーク

これから開業する人にとっては「自院をどんな名称にするか」「どういうロゴやキャラクターを目印にするか」は重要なテーマです。

オムニチャネル時代では，刷り込み効果を狙う上で「わかりやすいクリニック名」と，人の印象に残る「ロゴマーク」は以前より重要性を増してきています。

わかりやすいクリニック名を考える

クリニック名は，「世田谷かわむら内科クリニック」のように「地名」「個人名」「診療科目」をいくつか組み合わせるケースが多いと思います。診療科目については，実際の標榜科目「広告可能な診療科名の改正について」（平成20年3月31日医政発第0331042号厚生労働省医政局長通知）で定める様式に準じている必要はありますが，この組み合わせを基本パターンにして検討を開始します。

クリニック名を考えるときに比較的重要視されるのは，「長すぎない」ということです。このため，まずは「地名」「診療科目」の2つの組み合わせになることが多いように感じます。

上記のように「地名」「診療科目」の組み合わせですと，具体的には以下のような形になります。

> ・世田谷内科クリニック
> ・品川耳鼻咽喉科

Google検索を考えた場合，上記のようなクリニック名にすれば，「世田谷　内科」「品川　耳鼻咽喉科」というキーワードで検索されたときに上位表示されやすそうに見えます。

しかし，Google検索の精度は上がってきており，前章までで解説したように内容な

どをしっかり評価して上位表示するようになっているので，Googleを意識してキーワードを意図的につけ加えたクリニック名を付ける必要性は薄れてきています。

さらに，「刷り込み効果」を意識するのであれば，「世田谷内科クリニック」のように**よくある名称だと，逆に印象に残りにくい**可能性があります。

そんなときは，極端な例ですが，院長が「森先生」だとした場合，「世田谷げんきモリモリ医院[1]」のように，オンリーワンなキーワードを加えた，印象深いクリニック名にするほうが刷り込み効果を狙える可能性があります。少し長いと思われるかもしれませんが，**略称で呼んでもらうことも視野に入れる**と，患者さんからも，「モリモリ先生のクリニック」などと呼ばれて愛されるかもしれません。

> [1]：「世田谷げんきモリモリ医院」は，本書内での例としての扱いです。実際に，保健所などの申請を通過するかどうかまでを保証したものではありません。

ロゴマークの作成はクラウドソーシングを活用

クリニック開院の際にロゴマークを一緒に作成される医療機関が多いのですが，チラシ業者や看板業者が一括して作成をするパターンが一般的な印象です。開業前はいろいろなことを決めていく時期なので，一括して依頼ができるほうが確かに手間が省けるのですが，せっかくのクリニックの顔なのですから，こだわってみませんか。開業まで時間の余裕ある場合や，既に開業していて，まだロゴが決まっていない場合は，ぜひ**「クラウドソーシング」を使って，ロゴを発注**することをお勧めします。

クラウドソーシングとは

クラウドソーシングとは，**インターネットを活用し，コンペ形式などで多数の人（主にクリエイターやエンジニア）から応募を募り，仕事を発注する依頼形式**です。サービスを主催している会社にマッチング料金のような手数料を払う必要がありますが，多くの場合発注代金に含まれています。

マッチング料は業務内容によって変わりますが，発注金額の2割前後が多い印象です。

「クラウドソーシング」と検索すると，いくつかのサービスサイトを見つけることができます。ロゴなどの単独のイラストの発注については，どのサイトでも比較的簡単に依頼をすることができる仕組みになっています。

チラシや看板の業者に発注すると，ロゴは数パターンの提案から選ぶ形式になること

が多いですが，クラウドソーシングを利用することで，数十パターン，場合によっては100以上の提案から選べます。

クラウドソーシングへ発注する際のポイント

クラウドソーシングは，いわば「公募」の仕組みですので，たくさんのクリエイターに対して，「旨味のある仕事，コストパフォーマンスの高い仕事」と思ってもらうのが，たくさんの応募を集めるコツです。

上手に依頼をすると，ロゴだけで100件を超える提案を集めることも可能です。

たくさんの応募を集める秘策としては，以下の2つを意識します。

1. 同様の案件より少しだけ高い報酬
2. 具体的でわかりやすい依頼内容

1. 同様の案件より少しだけ高い報酬

ロゴの依頼を募る際に，多くの場合はサービスサイト上で「標準的な発注金額」として推薦される金額があります。この場合，推薦された標準的な発注金額で依頼する人が当然多いので，それよりも少しだけ高く発注金額を設定して，他の仕事より割のよい仕事と思ってもらうのがポイントです。

サービスサイトの多くは，当選者だけでなく，採用しなかったけれど，よくできている，いわゆる「次点」の人にも報酬を支払えるケースがありますが，その割り振りも戦略的に決定していく必要があります。

合計5万円を発注額にする場合	
a. 当選者1名　次点者4名を選ぶ	**b.** 当選者1名　次点者2名を選ぶ
当選者… 42,000円 次点者… 2,000円×4名	当選者… 47,000円 次点者… 1,500円×2名

表のように5万円をロゴの予算とした場合，aは，サイトで標準的とお勧めされるパターンを想定しています。そしてbは，筆者がお勧めするパターンです。

bはaと比べて，当選者の金額を上げて，次点者の金額と人数を少なくしています。応募者は当然採用されることを前提に応募しますので，手取りの金額が高いほうが，意欲的に作品をつくり，応募してくれます。また，次点者を0人にする方法もありますが，

それですと，当選しなかったときの保険がないためモチベーションが上がらないので，2名程度は選出するほうがよいでしょう。

このように，「次点」の人にも報酬を払う仕組みのサービスを利用する場合は，発注の合計額だけでなく，どのように配分するかも視野に入れて利用する必要があります。

当選・次点の人数や金額の割り振りなどの割合は，これがベストということではなく，他の案件と差別化するための考え方を例示しただけです。他の案件や状況などを見て，臨機応変に対応するようにして下さい。

2. 具体的でわかりやすい依頼内容

ロゴのイメージが具体的に説明されていればいるほど，クリエイターにとって取り組みやすい仕事になります。「自分はセンスがないので，プロにおまかせにしたい」というリクエストをよく聞きますが，入札方式の仕事依頼をする場合，丸投げはもったいない上に，応募者もイメージしにくくなります。プロの能力を引き出すために，少なくとも，下記の点の要望を伝える必要があります。

- ロゴだけなのか，文字（クリニック名）も込みなのか
- 使う色の具体的な内容（例：明るいオレンジと濃紺の組み合わせ　など）
- 診療科目などで使える具体的なモチーフ（例：循環器内科なのでハートまたは心臓のマーク，耳鼻科なので象をモチーフ　など）
- 自分が好きなロゴマークの例（イメージに近い具体的な企業やクリニックのロゴマークをいくつか列挙）

上記以外にも，開業する場所を説明したり，院長が大切にしている理念や哲学を記載することで，クリエイターの想像力・創造力をかき立てることができます。

クラウドソーシング発注の際の注意点

開業前のドクターで，開業すること自体を内密にしたい場合，クラウドソーシングを使うと，開業の情報が外部に露出してしまう可能性があります。Googleなどでドクターの名前やクリニック名で検索したときに，クラウドソーシングサイトのロゴマーク公募ページが，リストアップされることがあるためです。

多くのサービスサイトでは，サイトに登録している人がログインした状態でないと公募ページを閲覧できないようにするオプションがありますので，このオプションを利用

して情報が外部に広がることを防ぐようにしましょう。

パンフレット

　クリニックのパンフレットにも，刷り込み効果やWebに集約する工夫を盛り込むことが重要です。まず，パンフレットを見る人が誰かを想像しましょう。患者さんは当然ですが，医療関係者や紹介・連携する医療機関，業者，就職希望の医療関係者といった様々な人を想定してパンフレットをつくる必要があります。

オムニチャネルを意識したパンフレットの具体例

　右図と次頁に示すのは，パンフレットのレイアウト例です。A4サイズ程度の3つ折りを想定していますが，もちろんこれは1例です。

　パンフレットの大きさは，女性のカバンに入る大きさが便利です。かといって小さすぎると，盛り込む内容が減ってしまうので，ある程度の大きさが必要です。

　刷り込み効果を狙うのであれば，A4サイズの3つ折りのようなスタンダードな大

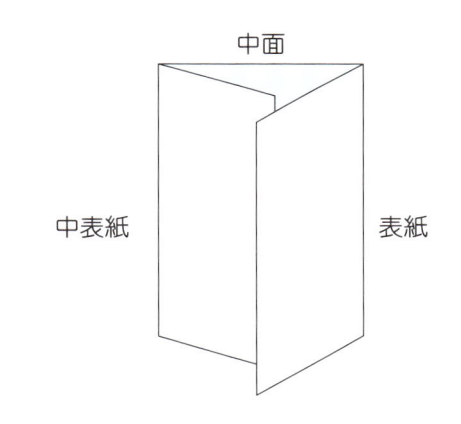

きさではなく，場合によっては，開くと立体的になるような仕掛けをするということも可能ですが，汎用的なサイズや仕様でないと制作費や印刷費が高額になることも覚えておきましょう。

　Webに誘導することが最終的な目的ですので，奇をてらったパンフレットにする必要はありません。A4サイズ3つ折りでない場合は，せいぜい，折り方で調整したり，形を変えるのであればCDサイズの折りたたみ程度がよいでしょう。

3つ折パンフレットの例

中表紙	裏表紙	表紙

中表紙

当院の特徴

診療内容

一般内科

消化器内科

内視鏡検査

検診・予防接種

裏表紙

アクセス

〒140-○○○○
東京都品川区○-○-○
天王洲アイル駅より徒歩5分

標榜科目
　内科・消化器内科・内視鏡内科

診療時間

	月	火	水	木	金	土
9:00～12:30	○	○	○	○	○	★
15:00～19:30	○	○	○	○	—	—

休診　土午後，日祝　★13：00まで診療

表紙

かわむら内科クリニック

内科・消化器内科・内視鏡内科

https://kawamura-naika.clinic

03-3333-3333

〒140-○○○○
東京都品川区○-○-○

中面

院長紹介

院長　河村伸哉

略歴

資格・専門

院内写真

導入機器

写真

はがきサイズの簡易パンフレットで十分？

　最近筆者が注目しているのは，はがきサイズ程度で1枚もののクリニック案内です。

　開業時にパンフレットを作成するクリニックは多いと思いますが，思ったほど増患に繋がるような配布はできていないというのが本音だと思います。また，使い切るまで変更しづらいという特性もありますので，はがきサイズにして，基本的な情報を入れるだけの簡単なパンフレットにしてしまうのも手です。

　はがきサイズならば，汎用的な大きさなので，制作費や印刷費は3つ折パンフレットよりはリーズナブルです。また，「あらゆる広報はオフィシャルサイトに集約せよ」の法則がありますので，パンフレットが簡易なものでも，QRコードなどを使ってうまくオフィシャルサイトへ誘導させられれば，同様の効果が得られるでしょう。

簡易パンフレットの例

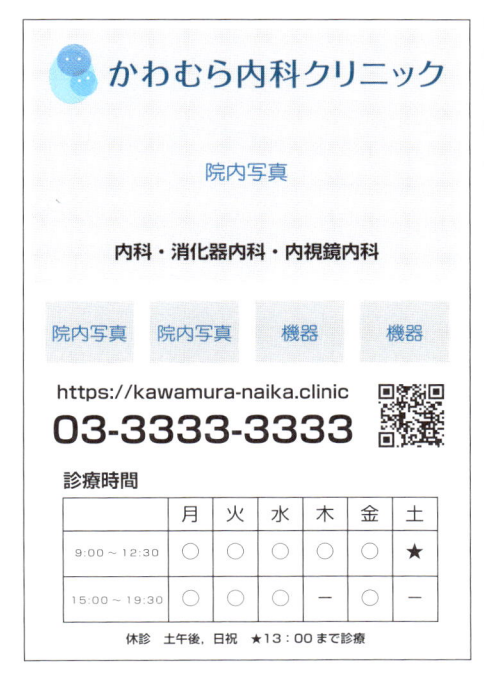

6つの基本データをしっかり盛り込む

パンフレットに盛り込む内容は下記の6つが基本となります。

1. 基本情報（クリニック名，住所）
2. 外観，内装，医療機器などの写真と説明
3. クリニックの特徴
4. 対応可能な疾患や検査
5. ドクター紹介
6. 地図

1. 基本情報

クリニックの基本的な情報です。パンフレットではこれが一番重要です。

- クリニック名
- 診療科目
- 住所
- 診療時間
- 電話番号
- Fax番号（在宅診療などを行っていて必要がある場合）
- オフィシャルサイトのURL（QRコード）

これらは絶対に忘れてはならない基本的な事項です。オフィシャルサイトについては，URLやQRコードを目立つように掲載するだけでなく，「○○クリニックと検索」などの表記も追記して，少しでもアクセスしやすくする工夫が必要です。

Fax番号については，あえて公開する必要はありませんが，在宅医療を行っていて，医療関係者向けにFaxでのやり取りが必要な場合は記載するのがベターです。

2. 外観，内装，医療機器などの写真と説明

患者さんがクリニックにたどり着いたときに，一目でそれとわかるように，外観の写真を載せます。ビル内の診療所の場合は，ビルの外観でよいでしょう。

医療機器については，すべてを写真つきで表示する必要はありませんが，主な医療機器の写真や簡単な解説（どのような役割の機器なのか）を記載し，それ以外の機器は，

箇条書きで記載しておくとよいでしょう。

3. クリニックの特徴

　パンフレットの機能としては，既存の患者さんが自宅に持ち帰って保存するという使い方よりは，これまで知らなかった人が手にすることを想定して作成することが重要です。そのため，クリニックの特徴をわかりやすく記載する必要があります。「特徴」といってもしっくりこない人は，クリニックの基本理念のようなイメージでもよいでしょう。しかし，開院のときにパンフレットを作成することを想定すると，その段階でクリニックの特徴を固めるのはなかなか難しいと思います。その際は，標榜科目に基づいた，ざっくりとした内容を記載すればよいでしょう。場合によっては，ドクターの紹介や，疾患や検査の紹介のコーナーにその役割を担ってもらうのもよいかもしれません。

　また，在宅医療や往診を積極的に行う場合は，きちんと明記します。

4. 対応可能な疾患や検査

　このクリニックで何を診てもらえるのかという情報は，患者さんだけでなく，連携をする医療機関や医療従事者にとっても大事な項目です。

　まず疾患名や検査，予防接種などの具体的な記載が必要です。前項同様，開院前で具体的に決められない場合は，当該標榜科目で診られる一般的な疾患名の記載で十分です。

5. ドクター紹介

　患者さんにとって，診療してくれるドクターがどんな人なのかは重要な要素です。写真や略歴，専門分野などの記載は必ず必要です。趣味や家族構成などを載せると親しみやすく，患者さんと話が弾むかもしれません

6. 地図

　印刷物にGoogleMapを貼ることはできませんので，イラストで略図を作成します。駅やランドマークからの道のりを記載したり，目印を配置したりします。ここで作成した略図は，オフィシャルサイトにも掲載することも想定して作成しましょう。また，目印になるものの名称が変更になったり，なくなったりすることも考えられるので，追加修正も込みで作成業者に作成を依頼しておくことも忘れてはいけません。

とはいえ，様々な理由で作成業者に修正依頼ができなくなる場合もあるので，地図やチラシの印刷用のデータをクリニック内で保管しておくことをお勧めします。その際は，「イラストレーターのデータ＊2」または「印刷用のデータ」と指定してもらうと間違いがありません。

＊2：Adobe Systems（アドビシステムズ）社の「Adobe Illustrator（アドビ イラストレーター）」というイラスト作成ソフトウェアに準じたデータ保存形式のこと。地図やロゴマークなど多くのイラストはこのソフトを使って描かれていることが多いため，編集可能なデータを残しておくと，後になって他の業者に依頼する場合でもそのままデータが使える可能性が高くなります。

広告ガイドラインとの整合性

　パンフレットについても，院外に広報物として配布する目的がある以上，広告ガイドラインに沿った内容にする必要があります。この場合，主にWebサイトが対象の「限定解除」が適用されませんので，厳格に内容を吟味する必要があります。

　広告ガイドラインの制約の詳細については，第3章「医療広告ガイドラインに対応する」（p.83）を参照して下さい。

数年は同じものを使うと想定し，内容を詰め込みすぎない

　パンフレットは印刷物ですので，オフィシャルサイトと違い容易に修正できないケースがあります。また，仮に修正できたとしても，既に配布されているものは当然修正できません。1度作成したら，数年に渡って使うことを想定しておくことが必要です。

　そのため，アップデートがしやすいオフィシャルサイトに情報を集約していくことを大前提とし，さらに基本的な考え方として，「あとから修正できる余地を残しておく」ということも重要です。

　具体的には，シールを貼れば簡易に修正できるようにつくっておくという工夫です。診療時間や休診日など，後から修正があるかもしれない部分については，基本的には，次頁の**a**のように，白や単色の背景で作成します。この形式であれば，比較的目立たずにあとからシールで修正をすることができます。逆に**b**のように背景にイメージ画像などを入れてしまうと，シール修正が悪目立ちします。

a：単色の診療時間（シールなどで修正しやすい）

	月	火	水	木	金	土
9:00 〜 12:30	◯	◯	◯	◯	◯	★
15:00 〜 19:30	◯	◯	◯	—	◯	—

b：背景がイメージになっている診療時間（シールなどで修正しにくい）

	月	火	水	木	金	土
9:00 〜 12:30	◯	◯	◯	◯	◯	★
15:00 〜 19:30	◯	◯	◯	—	◯	—

印刷部数は用途で決める

　パンフレットは印刷物ですので，作成の際にある程度のボリュームを印刷をする必要がありますが，まず印刷には，「オフセット印刷」と「オンデマンド印刷」があり，その違いを理解しておく必要があります。

　「オフセット印刷」は，版画のように原版にインクを乗せて印刷していく方式で，大量の印刷に向いています。一方の「オンデマンド印刷」は，カラーコピーのように1枚1枚元となるデータをコピーして作成していく方式です。

　開院時であれば1,000部程度印刷するのが一般的なので，「オフセット印刷」のほうが安価で，適しています。

　「オフセット印刷」のほうが少し印刷の質が高い傾向もあるので，まず最初は「オフセット印刷」で1,000部程度印刷するのがよいでしょう。増刷の場合は数百部で十分な場合が多いので，「オンデマンド印刷」方式を利用してもよいでしょう。データさえ手元にあれば，どちらの印刷方式でも選択することができます。

診察券

診察券も患者さんすべてに渡すものですので，広報物として重要な位置付けとなります。新しい患者さんを獲得するツールとして考えることもできますが，基本的には患者さんの利便性を考えることが第一ですので，奇をてらわずに作成していくことが重要です。

シンプルな情報を記載

基本的に名刺サイズのため，多くの情報を記載することができないので，診察券に記載する内容については，シンプルに下記のような情報になります。

- クリニック名
- 電話番号
- QRコード（オフィシャルサイトや予約ページへ誘導）
- 診療時間や休診日
- 住所

予約や順番待ちのシステムを導入している場合は，「診療の予約はこちら」という具合に予約ページへ誘導するためのQRコードを掲載することをお勧めします。

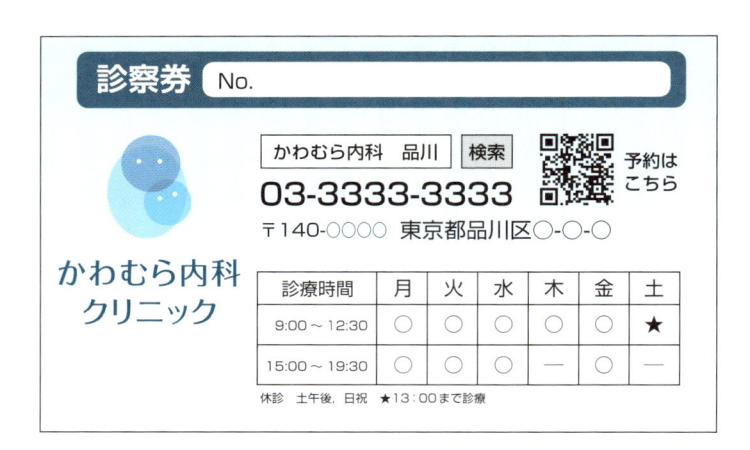

素材は何にするか？

診察券の素材としては以下が代表的なものです。

- ・紙
- ・紙（パウチしたもの）
- ・プラスチック

これ以外でも，筆者の知っているところでアルミ製にしている医療機関もありますが，コストを考えると上記のいずれかで十分でしょう。

紙はプラスチックに比べてコストが安いですが，強度がありません。プラスチックはその逆で，パウチした紙は中間ということになります。

個人的には，プラスチックだと制約が多いので，紙かそれをパウチする方法がよいと感じます。歯科の場合だと，紙を２つ折りにし，中面に予約の日付を書いていく形にしていたり，お子様向けに，スタンプが貯まっていく方式にしたりするところもあります。

ただし，医療機関にとってはたくさん来てもらったほうがよいのですが，患者さんにとってはそうでないケースももちろんありますので，スタンプやポイントが貯まるような形をあえて演出する必要はないでしょう。

オムニチャネルを意識したアイディア

診察券は，多くの場合既存患者さんのためのものです。SNSを活用したいというクリニックは，ぜひSNSへの誘導QRコードをつけてください。その際「かわむらクリニックFacebookはこちら」ではなく，「休診や病気についてのお役立ち情報を掲載しています」などと「アクセスしたくなる」ような見出しを付けることを忘れてはいけません。

SNSだけでなく，ドクターやクリニックのblogなど，情報発信をしている媒体へ誘導することで，よりインターネットの活用の幅を広げることができるでしょう。

チケットレス・アプリの可能性

最近はICT化の波に乗って，Suicaのような汎用的な電子カードを診察券代わりにする診療所もあります。マイナンバーカードの普及が進み，保険証と一体化すれば，カード自体を診察券として利用することができるでしょう。ただし，この方式ですと，Suica

やマイナンバーカードなど既にあるカードを診察券の代替にするので，クリニック独自の情報を記載することはできません。利便性が増す代わりに，広報としての機能が失われてしまいますが，電子マネーの普及や自動精算機などに決済が置き換わっていくことを考えると，決済方法のバリエーションの多さで医療機関が選ばれるケースもあり得ます。

　また，昨今はイベントや映画などのチケットは紙ベースではなく，アプリ内のバーコードやQRコードが多くなっていますが，チケットだけでなく，診察券もアプリがメインになることも予想できます。アプリがメインになっても，オフィシャルサイトやインターネットを活用し，「オフィシャルサイトに集約」という基本線を軸にしながら，診察券の新しい可能性も想定した柔軟な対応をしていく必要があるかもしれません。

名　刺

　クリニックにとっては，個人の名刺も広報ツールの1つです。医療関係者，出入りの業者，患者さんなど，様々な人に渡す可能性がありますが，それぞれにアピールしたい情報が少しずつ異なるため，結局はクリニック名，役職，名前，住所，電話番号など，最大公約数的に基本的な情報しか記載できなくなります。

個人の情報は入れない，けど……

　個人所有以外にクリニック公式のメールアドレスや携帯電話の番号などを持っている人であれば問題ありませんが，多くの人は個人で使っているものをそのまま利用しているかと思いますので，名刺にその情報を入れるべきか迷います。

　最大公約数的な情報になる名刺には，あえてメールアドレスなどを入れないで，その代わりに名刺にオフィシャルサイトのQRコードをつけて，そちらにアクセスしてもらうほうがスマートです。

　昨今は，SNSをはじめ，メールアドレスや携帯電話以外にも繋がりを持てるツールが多数あります。時代背景として，メールアドレスや携帯電話の情報も公開してもよいのではという意見もありますが，「あらゆる広報はオフィシャルサイトに集約せよ」の原則に当てはめると，こちらをお勧めします。また，個人的に連絡をとりたい人のための窓口を設けたいなら，Facebookなど，相手の素性が明らかでないと利用しづらいツールを経由してダイレクトメッセージを送ってもらうほうがよいと思います。

かわむら内科クリニック

院長 河村 伸哉

〒140-○○○○　東京都品川区○-○-○
TEL : 03-3333-3333
https://kawamura-naika.clinic

看　板

　看板については，表示上の規制だけでなく，建築という観点からの規制もあるため，詳細は省き，作成のアウトラインをお伝えします。

　看板で重要なのは，「この場所にこのクリニックがある」ということが明確にわかることです。そのため基本的には，クリニック名と診療科目の表示があれば十分です。読みにくい漢字の場合はふりがなを振ってもよいでしょう。さらに，文字を太くする，白背景にする，濃い背景にして文字を明るいものにする，なども決めましょう。

かわむら内科クリニック

かわむら内科クリニック

　上記の例は，濃い文字に白い背景，白文字に濃い背景のパターンです。建物の外観や設置位置，暗くなったときのライトは外光か，看板内部からなのか，などのパターンがあります。どうすれば目立つかを考えて下さい。

開院時の広報戦略

　開院時から患者さんが一定数集まるクリニックは理想的です。中にはソフトランディ

ングで少しずつ患者さんが増えていけばよいという戦略で開業する人もいると思いますが、やはりクリニックも商売ですから、開業時からある程度の患者さんが来るに越したことはありません。効果的なスタートダッシュのためには、開院時に多くの人に知ってもらうことが大切です。それにはいくつかの方法があります。

前述の通り、医療機関には広告規制があり、たとえばクリニックのチラシを新聞の折り込み広告として入れるようなことはできません。しかし、慣例的に開院のお知らせや内覧会の告知チラシについては、新聞などの折り込み広告や近隣へのポスティングをすることができるようです。ですから、開院のタイミングを逃さないように告知しましょう。

このほか、開院時にできる広報といえば、内覧会の開催、挨拶状の送付などが考えられます。ここで大事なことは、それまでにある程度オフィシャルサイトを形にし、検索等でヒットするようにしておく必要があるということです。

「あらゆる広報はオフィシャルサイトに集約せよ」の原則を考え、ポスティングなど開院時の広報を展開し、オフィシャルサイトへ誘導したときに、コンテンツが少なくて期待外れということにならないようにする必要があります。

建物や医療機器は開院直前でないと完成・納品しませんが、オフィシャルサイトは開業が決まった時点から準備ができます。特に開院直前はいろいろなことが目まぐるしく動いて、なかなか時間が取れませんので、できるだけ早くオフィシャルサイトを公開しておきましょう。

内覧会の案内を折り込みやポスティングで配布する

開院の際は、近隣の住民などに内覧会のお知らせチラシを配布することが慣例的に可能になっています。この場合の配布物も広告のガイドラインに沿って作成します。

基本項目は次の6つです。

- ・クリニック名
- ・診療科目
- ・場所
- ・連絡先
- ・内覧会の日時
- ・ドクター名

チラシの制作に実績のある広告業者や内覧会をプロデュースする企業であればノウハウを持っていると思いますが，基本的には「他のクリニックより優れています」「こんなことが得意です」ということを過度にアピールしてはいけません。

本書における基本的な軸は，「あらゆる広報はオフィシャルサイトに集約せよ」ですので，QRコードや，「○○と検索して下さい」のような文言を入れてオフィシャルサイトへ誘導します。チラシはスペースが限られている上，広告ガイドラインの規制がありますが，オフィシャルサイトなら限定解除の対象です。チラシよりも多くの情報を盛り

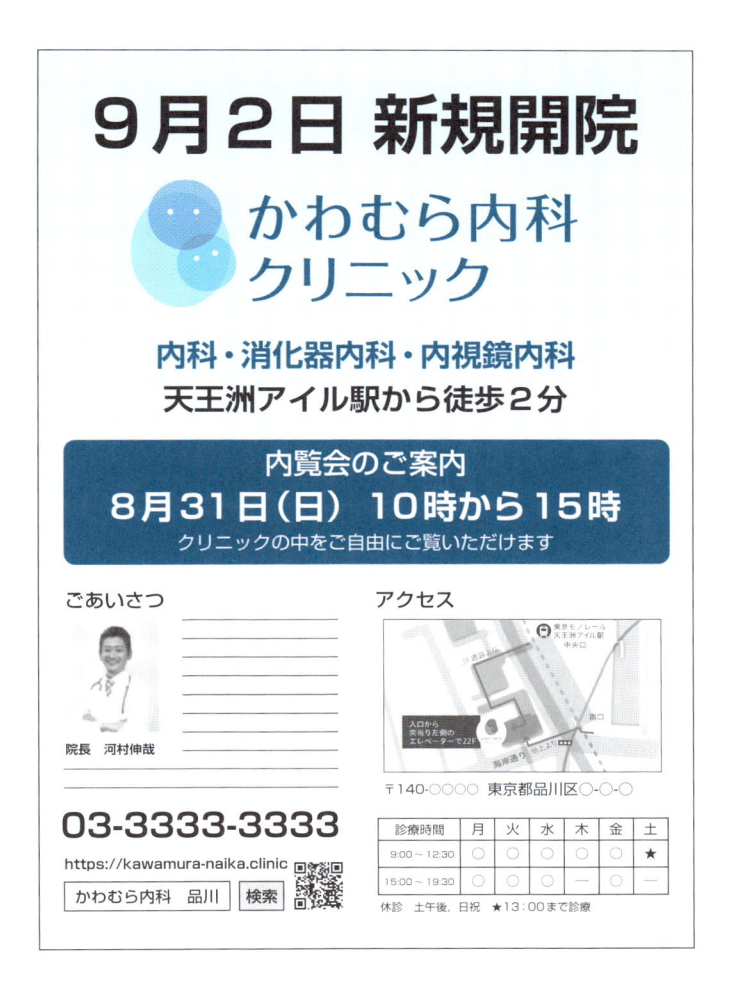

込んだり，クリニックの特徴をうまくアピールすることができます。

　百聞は一見にしかずで，たくさんの人に内覧会に来てもらうのが一番よいのですが，来なかった人でも少なくともオフィシャルサイトにアクセスしたり，名前や場所を覚えてもらえるような工夫をしましょう。

内覧会

　内覧会も広報手段としてとらえるならば，単純に内覧してもらうだけでなく，情報をしっかり得て持ち帰ってもらうための工夫が必要です。

　家族で来てもらえるように，ノベルティを配布したり，簡単な健康相談ができるようにしたりするのはもちろん，内覧会では施設自体が広報物ですので，内覧会に来た人の口から宣伝してもらえることも考えて，しっかり特徴をわかってもらうことが重要です。

　ここでも「あらゆる広報はオフィシャルサイトに集約せよ」の原則から，配布する名刺サイズのカードに予約ページへ誘導するQRコードを掲載したり，院内のいたるところにQRコードを掲示するなどして，オフィシャルサイトを見てもらえるような形に持っていきたいところです。

おわりに

オフィシャルサイトが医院経営において重要な役割を担っているということは，本書で繰り返し述べてきましたし，こちらをお読みいただいている皆様も，もともと感じていたり，体感しているところだと思います。それだけに，インターネットでの広報に過度な期待を寄せている人も少なくありません。検索サイトで上位表示にしたい，口コミの評価を上げたい，コンテンツマーケティングをしたい，SNSを活用したいなど…。こういった人は巷で言われるネットマーケティングを駆使して，医院経営を成功させたいという思いが強いのだと思います。実際に成功している医療機関の取り組みなどがネット上やドクター同士の口コミなどで共有されているようですので，そう思われるのも無理はないと思います。

インターネットのマーケティングは確かに重要ですが，オフィシャルサイトが診察をして患者さんの病気を治してくれるわけではありません（AI全盛時代になったら，わかりませんが〈笑〉）。オフィシャルサイトはあくまで広報ツールですので，言ってしまえば，この医療機関がなにをしているかを伝えているにすぎないものです。ただし，それを100%伝え切るのか，10%程度しか伝えられないのかの差は出てきます。

ある医療機関は，コンテンツマーケティングを意識して，情報をてんこ盛りにしたため，オフィシャルサイトを見た患者さんの期待値が上がり過ぎて，かえって来院した患者さんからのクレームが増えてしまいました。過ぎたるはなお及ばざるが如しで，広報は100%以上の情報伝達をすることのリスクもはらんでいるということになります。

私は，すべての医療機関がオフィシャルサイトを通じて，患者さんや地域の人に的確な情報を伝えて，患者さんがその情報をもとに受診するインターネット全盛時代にふさわしい成熟した医療社会が作られることを望んでいます。そのためには，医療機関や院長自身が，本書に書いてあるインターネット時代の広報の「イロハ」（中には，応用編もたくさんありますが）を身につけていただきたいのです。

全国の老若男女が，適切に医療機関とマッチングされ，適切に受診し，院長自身が本来望んでいた医業経営に近づけることをいつまでも祈念して，私自身もこれからも医療機関のオフィシャルサイトのあり方についての戦略をバージョンアップさせていく所存です。

　末筆ではありますが，本書発行にあたりご尽力頂いた編集担当の上平様はじめ，日本医事新報社の皆様，私に様々な経験をさせて下さった1,000を超える医療機関様，そして，執筆を応援してくれた日本経営グループ，ならびにメディキャスト株式会社の仲間と友人，家族に感謝申し上げます。

メディキャスト株式会社　河村伸哉

索引

著者紹介 河村伸哉 *Shinya Kawamura*

メディカル Web プロデューサー
メディキャスト株式会社

東北大学法学部卒業後、大手飲料メーカーや通信系システム会社等の Web サイト作成に携わる。現在、日本経営グループのメディキャスト株式会社にて、主に医療機関のマーケティングを担当。

15年間で1,200件以上の Web サイトをプロデュースしてきた。

開業時のマーケティングを多く経験していることから、開業前に予約が殺到した心療内科や、競合ひしめく地域で月間3,000名の新患獲得を達成しているレディースクリニック、100キロ離れた場所からわざわざ患者が通ってくる一般耳鼻科など、診療科目別の増患ノウハウを確立させ、ドクターの強みを地域住民に訴求する手法で、確実に増患に導いている。

2014年に、クラウドシステムによる医療機関向けホームページ作成サービス「Wevery!」(http://wevery.jp/) を立ち上げ、現在も活況中。

日本でも数少ない、医療機関のマーケティングに精通したメディカル Web プロデューサーとして、著書『医院ホームページ作成の教科書』(日本経営グループ:マスブレーン出版) があるほか、全国で講演活動なども行っている。

クリニック広報戦略の教科書

～自院のオフィシャルサイトを活用して Google に開業する～

定価 (本体3,500円＋税)
2019年 9 月30日 第1版
2019年12月17日 第1版2刷
2021年 6 月21日 第1版3刷

著　者　河村伸哉
発行者　梅澤俊彦
発行所　日本医事新報社　www.jmedj.co.jp
　　　　〒101-8718　東京都千代田区神田駿河台2-9
　　　　電話 (販売)03-3292-1555　(編集)03-3292-1557
　　　　振替口座　00100-3-25171
印　刷　ラン印刷社

© Shinya Kawamura　2019　Printed in Japan
ISBN978-4-7849-5591-6　C3047　¥3500E

電子版のご利用方法

巻末の袋とじに記載されたシリアルナンバーで，本書の電子版を利用することができます。

手順①：日本医事新報社Webサイトにて会員登録（無料）をお願い致します。
（既に会員登録をしている方は手順②へ）

日本医事新報社Webサイトの「Web医事新報かんたん登録ガイド」でより詳細な手順をご覧頂けます。
www.jmedj.co.jp/files/news/20180702_guide.pdf

手順②：登録後「マイページ」に移動してください。
www.jmedj.co.jp/mypage/

「マイページ」

マイページ中段の「電子コンテンツ」より
電子版を利用したい書籍を選び，
右にある「SN登録・確認」ボタン（赤いボタン）をクリック

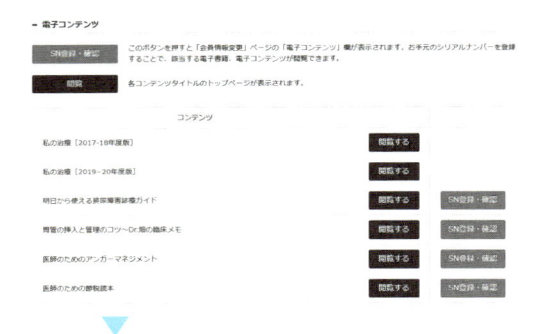

表示された「電子コンテンツ」欄の該当する書名の
右枠にシリアルナンバーを入力

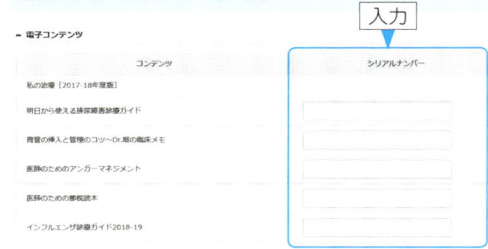

下部の「確認画面へ」をクリック

「変更する」をクリック

会員登録（無料）の手順

1 日本医事新報社Webサイト（www.jmedj.co.jp）右上の「会員登録」をクリックしてください。

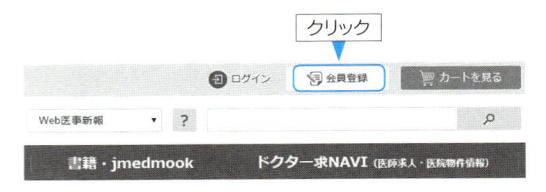

2 サイト利用規約をご確認の上（1）「同意する」にチェックを入れ，（2）「会員登録する」をクリックしてください。

3 （1）ご登録用のメールアドレスを入力し，（2）「送信」をクリックしてください。登録したメールアドレスに確認メールが届きます。

4 確認メールに示されたURL（Webサイトのアドレス）をクリックしてください。

5 会員本登録の画面が開きますので，新規の方は一番下の「会員登録」をクリックしてください。

6 会員情報入力の画面が開きますので，（1）必要事項を入力し（2）「（サイト利用規約に）同意する」にチェックを入れ，（3）「確認画面へ」をクリックしてください。

7 会員情報確認の画面で入力した情報に誤りがないかご確認の上，「登録する」をクリックしてください。